Essen als basale Stimulation
Fingerfood, Eat by Walking etc.

Projektarbeit von M. Biedermann im Krankenheim Sonnweid, Wetzikon 2000 – 2001 und Alters- und Pflegeheim Kühlewil, Bern, Ergänzungen aus dem Altenkrankenheim Essen-Steele

Bibliografische Information der Deutschen Bibliothek

Die Deutsche Bibliothek verzeichnet diese Publikation in der Deutschen Nationalbibliografie; detaillierte bibliografische Daten sind im Internet über <http://dnb.ddb.de> abrufbar.

Sämtliche Angaben und Darstellungen in diesem Buch entsprechen dem aktuellen Stand des Wissens und sind bestmöglichst aufbereitet. Der Verlag und die Autoren können jedoch trotzdem keine Haftung für Schäden übernehmen, die im Zusammenhang mit Inhalten dieses Buches entstehen.

© Vincentz Network, Hannover 2004

VINCENTZ.NET Besuchen Sie uns im Internet: www.vincentz.net

Das Werk ist urheberrechtlich geschützt. Jede Verwendung außerhalb der engen Grenzen des Urheberrechtsgesetzes ist ohne Zustimmung des Verlages unzulässig und strafbar.

Dies gilt insbesondere für die Vervielfältigungen, Übersetzungen, Mikroverfilmungen und Einspeicherung und Verarbeitung in elektronischen Systemen.

Druck: Buchdruckwerkstätten Hannover GmbH
Titelgestaltung: nach einem Entwurf von Christoph Biedermann

ISBN 3-87870-121-7

ESSEN ALS
BASALE STIMULATION

MARKUS BIEDERMANN

FINGERFOOD
EAT BY WALKING
ETC.

VINCENTZ NETWORK

2., überarbeitete Auflage

Vorwort	7
Einführung	9
Teil I: Theoretische Aspekte	**12**

1. Esskultur und Essbiografie — 13
   1.1 Essbiografie — 15
   1.2 Entstehung der Essbiografie — 17

2. Basale Stimulation — 19
   2.1 Begriffserklärung — 19
   2.2 Entwicklungsgeschichte — 19
   2.3 Konzept — 20
   2.4 Anwendung — 21
   2.5 Essen als basale Stimulation — 22

3. Senile Demenz — 23
   3.1 Begriffserklärung — 23
   3.2 Symptomatik — 23
   3.3 Erklärungsmodell — 24
   3.4 Einfluss auf das Ernährungsverhalten — 26

4. Malnutrition — 28
   4.1 Begriffserklärung — 28
   4.2 Ursachen — 28
   4.3 Folgen — 31
   4.4 Schluckstörungen — 31

5. Riech- und Schmeckstörungen — 35
   5.1 Was geschieht beim Riechen und Schmecken? — 35
   5.2 Schmeckzellen (gustatorische Sinneszellen) — 35
   5.3 Störungen der Riech- und Schmeckempfindung — 36
   5.4 Ursachen der Riech- oder Schmeckstörungen — 37
   5.5 Kann man Störungen des Riech- oder Schmecksinnes behandeln? — 37

6. Essen reichen — 38
   6.1 Der Begriff „Essen reichen" — 38
   6.2 Indikationen für „Essen reichen" — 38
   6.3 Hilfsmittel für das Essen reichen — 39

7. Trinkkultur — 41
   7.1 Gesundheit und Trinken — 41
   7.2 Mangelnde Flüssigkeitsaufnahme im Alter — 42
   7.3 Folgen mangelnder Flüssigkeitsaufnahme — 43
   7.4 Getränke und Animation — 44
   7.5 Umstellung des Trinkverhaltens — 44
   7.6 Trinkplan — 47

8. Fingerfood — 48
   8.1 Begriffserklärung — 48
   8.2 Kulturgeschichte — 48
   8.3 Fingerfood als ethische Frage — 49
   8.4 Fingerfood für demente Menschen — 50

Teil II: Praktischer Teil — 52

1. Umfeld des Projekts — 53

2. Schulung der Mitarbeiter — 55

3. Untersuchungen zum Essen/Essen reichen — 60
   3.1 Essen reichen — 60
   3.2 Pfleger und ihr Verhältnis zum Essen reichen — 60
   3.3 Fragen und Antworten — 60
   3.4 Auswertung — 63

4. Kochen am Bett demenzkranker Menschen — 66
   4.1 Vorwort — 66
   4.2 Riech- und Schmecksinn — 66
   4.3 Die Bewohner — 69
   4.4 Beobachtungskatalog — 69

4.5 Vorbereitungen 71
4.6 Vorgehensweise 72
4.7 Mitarbeiterreaktionen 73
4.8 Auswertung 74
4.9 Persönliche Auswertung 75
4.10 Ideensammlung 75

5. Fingerfood 77
5.1 Schulung zum Thema Fingerfood 80
5.2 Die Bewohner 82
5.3 Vorbereitungen 82
5.4 Umsetzung 82
5.5 Auswertung 83

6. Eat by walking 84

Schlusswort 86

Teil III Anhang 88

Literatur 89
Fußnoten 90
Grundlagendaten: Gewicht/Gewichtsentwicklung 91
Beobachtungsbögen und Interviewfragen 93
Hilfsmittel 98
Rezepte für das Kochen im Wohnbereich 99
Rezepte für das Kochen am Bett 102
Fingerfood-Rezepte 108
Menüplan Fingerfood 125
Kurzportait des Autors 126

Vorwort

Die Ernährung von Menschen, die an demenziellen Erkrankungen leiden, unterliegt meist anderen Gesichtspunkten als die Ernährung des gesunden alten Menschen.

Steht beim gesunden Alten die Frage „WAS" gegessen wird im Vordergrund, so ist es beim demenziell Erkrankten vor allem die Frage „WIE" gegessen wird.

Damit öffnet sich ein großes Spektrum von Fragestellungen:

- Wie kann Nahrung so zubereitet werden, dass keine „Werkzeuge" notwendig sind?
- Wie muss Nahrung sein, damit die Finger Besteck ersetzen können?
- Wie können Geruchsempfindungen verstärkt werden?
- Was schmeckt der Erkrankte tatsächlich?

Diese vor allem technischen Fragestellungen erhalten eine andere Qualität, wenn wir den ethisch moralischen Hintergrund dazu herstellen. Dann stellt sich die Frage nach dem WIE in Verbindung mit der Frage nach dem WARUM. Warum ernähren wir Menschen, die nicht mehr selbst essen können; warum ernähren wir Menschen, wenn doch Schluckstörungen Teil des Krankheitsverlaufes sein können?

Ist es moralisch zu rechtfertigen, dass wir durch langsames stundenlanges Esseneingeben wertvolle Zeitressourcen vergeuden, oder wäre eine PEG Sonde nicht eher zu rechtfertigen im Sinne der gerechten Ressourcenverteilung einer Institution? Sehr viel Zeitaufwand beim Esseneingeben führt zur Frage, wieviel Zeit ich einem Menschen zuteil werden lassen kann.

Welchen Stellenwert das Essen in einer Institution haben kann, ist scheinbar direkt im Zusammenhang der konkreten Bedingungen zu sehen, denen eine Institution ausgesetzt ist.

Er ist in direkter Abhängigkeit zu sehen von dem bestehenden Wissen und Willen einer Küchenmannschaft, dem Personal, das tatsächlich zur Verfügung steht, und der dort vorhandenen empathischen Haltung, sowie den Ärzten, und ob sie vor allem Kalorien und Flüssigkeitsmengen als wichtig betrachten.

Die konkrete Wirklichkeit besticht vor allem mit dem Hinweis auf den Sachzwang: keine Zeit, da kein Personal, da kein Geld und mit dem Hinweis auf die Unmoralität, Menschen verhungern zu lassen.

Das Argument der nicht zur Verfügung stehenden Zeit lässt sich mit den tatsächlichen zeitlichen Bedingungen nur begrenzt aufrecht halten. Es impliziert den Zeitfaktor als die geltende Bedingung und unterschlägt dabei, dass es durchaus andere Ernährungsmöglichkeiten gibt. Die Ernährung durch PEG Sonde ist demnach nicht in erster Linie das, was pflegerisch geboten ist, sondern das, was am wenigsten Zuwendung benötigt, da es durchaus möglich ist, ohne mit dem Patienten in Verbindung zu treten.

So entsteht der Eindruck, dass es zum Verhungern lassen nur eine Alternative gibt: die Ernährung durch eine Sonde.

Damit werden andere Möglichkeiten direkt ausgeschlossen.

Ich freue mich sehr, dass es im vorliegenden Werk gelungen ist, andere Wege der Ernährung von demenziell Erkrankten im Spätstadium aufzuzeigen. Es setzt sich intensiv mit der Beziehung auseinander, die beim Essen reichen entstehen kann, wenn der Gesunde dies zulässt, wenn die Langsamkeit in mir selbst entsteht.

Und es zeigt deutlich auf, dass neue Wege suchen auch neue Wege finden heisst, dass es möglich ist, unter Ernährung nicht nur das Satt werden zu sehen, sondern auch die Lust am Geschmack, am Duft, an der Beziehung, am Leben.

Dazu gratuliere ich dem Autor recht herzlich und wünsche den Leserinnen und Lesern viele spannende Erlebnisse, die durch dieses Werk ausgelöst wurden.

Michael Schmieder

Einführung

Im Rückblick auf mein 1997 erschienenes Buch, Esskultur im Heim, fiel mir auf, dass dieses sich primär auf Heimbewohner bezieht, die über große Selbständigkeit verfügen. Den Menschen, die ihre Selbständigkeit verloren haben, und die daher hilfe- und pflegebedürftig sind, wurde darin zu wenig Beachtung geschenkt. Diesen Menschen sollte sich nun das Projekt der basalen Stimulation widmen. Gerade bei demenzkranken Menschen ist die Esskultur bis heute ein selten diskutiertes Thema ohne bestehende Verbesserungskonzepte. Das Projekt Basale Stimulation soll einen Anfang im Bereich der Esskultur von schwer demenziell Erkrankten schaffen.

Die Gelegenheit zur Verwirklichung dieses Projekts ergab sich, als ich in der Schule für Angewandte Gerontologie SAG in Bern damit beauftragt wurde, ein Projekt im Bereich der Gerontologie zu realisieren. Da ich bereits zuvor im Pflegeheim Sonnweid tätig gewesen war und mich dort insbesondere für eine Verbesserung im Verpflegungsbereich von Dementen einsetzte, entschied ich mich dazu, die Basale Stimulation dort in die Tat umzusetzen. Heimleiter Michael Schmieder und das Personal unterstützen mein Vorhaben von Anfang an.

Zielsetzung

Die basale Stimulation ist ein Konzept, welches versucht, mit einfachen Anregungen schwerbehinderte Menschen zu Reaktionen zu stimulieren. Diese Reize können beispielsweise durch Berührungen oder Geräusche verursacht werden, doch auch Geruchs- oder Geschmacksreize eignen sich zu einer basalen Stimulation.

Ziel dieses Projekts ist es, die Idee „Essen als basale Stimulation" praktisch und bewusst umzusetzen. Am interessantesten erwies sich für mich die Aufgabe, die mir auch gleichzeitig am schwierigsten erschien: Die Stimulation schwer demenzkranker Menschen durch das Medium Essen/Kochen mittels Appell an ihre basalen Instinkte. Dieses Experiment sollte in verschiedenen Vorgehensweisen durchgeführt werden und in jedem Fall zum Ziel haben, den Appetit der kranken Menschen zu fördern, da besonders Demente häufig an Malnutrition und deren Folgen leiden.

Zusammenfassung

Ausgangspunkt dieser Projektarbeit ist der Grundgedanke von Essen als basaler Stimulation. Primär ist daher die Frage zu behandeln, inwiefern man den Essensakt überhaupt als basale Stimulation verstehen kann. Der Ausdruck basal (von Basis: Grundlage, Voraussetzung, Bedingung) bezieht sich in diesem Falle auf die menschlichen Grundbedürfnisse wie Essen, Trinken und Schlafen, ohne deren Erfüllung wir nicht überleben können. Stimulation (Anregung) impliziert, was ein bestimmter Akt – hier eben das Essen – in uns hervorrufen und reizen kann. Diese beiden Faktoren gehen Hand in Hand: das basale Bedürfnis, zu essen, stellt sich in regelmäßigen Abständen automatisch ein und muss gestillt werden. Die Stillung dieses Bedürfnisses wiederum ist mit Anregung gekoppelt, denn Essen fordert unsere Sinne und stimuliert somit unseren Geist. Dieser assoziiert beispielsweise einen bestimmten Geruch mit einem vergangenen Erlebnis, einen Geschmack mit einem verflossenen Abenteuer. Hier offenbart sich der Kern der basalen Stimulation: Der Akt des Essens kann und soll Erinnerungen wachrufen.

Essen dient aber nicht bloß dem Zweck der Selbsterhaltung. Die Nahrungsaufnahme ist ein wichtiger Bestandteil sämtlicher Kulturen. So ist Essen nicht nur ein lebenserhaltender, sondern auch ein sozialer Akt, der das Zusammenleben einer Gemeinschaft fordert und fördert. Gerade deshalb sind die Erinnerungen auch so wichtig, die aufgrund dieser basalen Stimulation animiert werden können. Sie sind ein kostbares Gut älterer Menschen, die oftmals ihre Mobilität, ihren einstmaligen Bekanntenkreis, vielleicht sogar den Partner verloren haben. Denn sie haben die Fähigkeit, ihrem alten Leben für einige Momente lang wieder die Farben der Jugend und somit ein Stück an Vitalität zurückzugeben, wenn sie sich an das Gemeinschaftsleben aus jüngeren Jahren erinnern. Besonders demenzkranke Menschen vermögen durch solche Reize sensibilisiert zu werden.

Nicht zu ignorieren ist natürlich auch eine weitere wichtige Funktion der Nahrungsaufnahme im Heim: sie strukturiert den Tagesablauf der Bewohner. Für alte Menschen, die nicht mehr sehr mobil sind und sich nicht an täglichen Besuchen ihrer Verwandten und Bekannten erfreuen können, wird die Nahrungsaufnahme zum wichtigsten Ereignis des Tages. Im Esssaal sitzen sie mit anderen alten Menschen zusammen und können sich mit ihnen austauschen. Gerichte und deren Zubereitung liefern Gesprächsstoff.

Als Konsequenz spielt die Essbiografie des Heimbewohners eine äußerst wichtige Rolle. Um seinen Lebensgewohnheiten gerecht zu werden und seine Lebensqualität zu verbessern, ist es unumgänglich, zu wissen, aus welcher Region der Pensionär kommt, welche Esstraditionen in seiner Familie gepflegt wurden und was er am liebsten isst.

Erinnerungen und Gedankengänge aktivieren kann sehr positive Auswirkungen auf den Heimbewohner haben, es kann ihm aber auch seine Defizite aufzeigen. Er kann dadurch auch negativ an seine verlorene Mobilität, seltene Familienbesuche oder auch den Verlust seines Partners erinnert werden. Selbst das authentischste Essen vermag es nicht, die Zeit zurückzudrehen. Somit soll das Essen im Heim nicht zu einer Imitation vergangener Zeiten werden. Vielmehr soll eine heimeigene Esskultur den Pensionären ein Gefühl von „zu Hause sein" vermitteln können.

TEIL I
THEORETISCHE ASPEKTE

1. Esskultur und Essbiografie

Essen ist mehr als Nahrungsaufnahme. Ob jung oder alt, jeder Mensch muss essen und trinken. Essen und Trinken gehören zu den Selbstverständlichkeiten des Lebens. Der Mensch muss essen und trinken, um am Leben zu bleiben. Diese physiologische Notwendigkeit erklärt aber noch nicht, wie und wann gegessen und getrunken wird.

Essen und Trinken sind mehr als die Befriedigung körperlicher Grundbedürfnisse. Der Stellenwert, den Essen und Trinken im Leben eines Menschen einnimmt, hängt von seinen Erfahrungen einerseits und seiner Lebensphase und -situation andererseits ab. Was heisst das?

Unter Ernährungsgesichtspunkten lassen sich sehr allgemein folgende Lebensphasen unterscheiden. Ein Baby ist nach der Geburt in Bezug auf seine Ernährung und Versorgung völlig von anderen abhängig. In dem Maße wie der Mensch erwachsen wird, wird er immer unabhängiger und selbstverantwortlicher für seine Ernährung. Im Alter und besonders im hohen Alter nimmt die Wahrscheinlichkeit dann wieder zu, hinsichtlich der eigenen Ernährung von anderen abhängig zu werden.

Für das Neugeborene ist das Trinken erst mal nichts anderes als die Stillung eines physiologischen Grundbedürfnisses. Aber sehr bald erfährt der Säugling den engen Zusammenhang von Ernährung, Wärme, Geborgenheit und Zuwendung. Für das Kind ist das Essen eher etwas, das immer wiederkehrt und währenddessen man sich „benehmen" muss. Für Jugendliche ist das Essen eine lästige Notwendigkeit, aber auch eine Gelegenheit, sich auszutauschen, zu feiern, einzuladen oder eingeladen zu werden. Einmal erwachsen unterscheiden sich die weiteren Erfahrungen von Männern und Frauen. Auch wenn immer mehr Männer sich für die Zubereitung von Mahlzeiten interessieren, ist die Ernährung doch noch überwiegend eine Hauptaufgabe der Frauen. Die junge Frau orientiert sich vorrangig an den Rezepten und Erfahrungen des eigenen Elternhauses. Sie entwickelt dann aber im Laufe der Zeit immer mehr ihren eigenen Koch- und Verpflegungsstil. Dieser hängt unter anderem von ihren finanziellen und beruflichen Möglichkeiten, den sozialen und kulturellen Einflüssen, ihrem Familienstand, der Region und ihren sonstigen Interessen ab. Der Mann findet sich demgegenüber häufiger in der Rolle des Konsumenten. Zwar versucht er Einfluss zu nehmen, sodass auch seinen Ess-Gewohnheiten entsprochen wird, aber er übernimmt in der Regel dafür nicht die Verantwortung.

Im Alter und besonders im hohen Alter kann das Essen und insbesondere die Zubereitung zu einer Last werden. Wenn die Kinder aus dem Haus sind, der Ehepartner verstorben ist und man sich zurückgelassen fühlt, kann auch die Lust auf ein gutes Essen und dessen Zubereitung nachlassen. Das Essen hat dann viele seiner sozialen und psychischen Funktionen verloren. Man glaubt, nicht mehr alleine zurecht zu kommen und wird abhängig oder auch abhängig gemacht von der Speiseversorgung durch andere. Diese allgemeine Skizzierung darf aber nicht darüber hinwegtäuschen, dass jeder Mensch im Verlaufe seines Lebens seine höchst individuellen Ess-Erfahrungen sammelt – Tag für Tag, Woche für Woche, Jahr für Jahr.

Das Essen erfüllt auch wichtige soziale und psychische Funktionen. So tragen Mahlzeiten wesentlich zum Zusammengehörigkeitsgefühl bei. Das Essen ist in vielen Familien nicht nur ein Anlass zusammenzukommen, sondern gleichzeitig Gelegenheit, sich auszutauschen und das Wichtigste vom Tage miteinander zu besprechen.

Mahlzeiten strukturieren des Weiteren die Zeit. Menschen entwickeln – sicherlich auch, bedingt durch die beruflichen Vorgaben – einen bestimmten Rhythmus für ihre Ernährung. In diesem Sinne haben Mahlzeiten „Uhr-Funktionen". Der Wochenrhythmus wurde beispielsweise früher durch die jeweiligen Haushaltsaufgaben beeinflusst. Nicht alle Haushaltsarbeiten passierten an einem Tage und nicht jeder Tag war gleichmäßig ausgelastet. Hierdurch entstanden Verbindungen von „einfacheren Mahlzeiten" und haushaltsintensiveren Tagen. So war früher meist der Montag der Waschtag. Bis zur Einführung der Waschmaschine bedeutete dies, dass dieser Tag von der Wäsche geprägt war. Man hatte kaum noch Zeit für das Kochen. Daher gab es am Montag häufig aufgewärmte „Reste" vom Sonntag. Obwohl der Anlass verloren gegangen ist, gibt es in vielen Familien noch immer diese Gewohnheit.

Ein anderes Beispiel ist die Tradition, am Freitag fleischfrei zu essen. Als Ersatz nimmt man Fisch oder Ei. Auch diese Tradition schwindet immer mehr, wenn auch bei alten Menschen der Freitag immer noch als Fastentag angesehen wird. Dann sind noch die unterschiedlichen Mahlzeiten an Werk- und Sonntagen zu erwähnen. Sonntags sind die Mahlzeiten reichlicher und festlicher. In den Wochenendmahlzeiten spiegeln sich auch die saisonalen

Zeiten deutlicher wieder. Hierbei werden die Zusammenhänge von Jahreszeiten und bestimmten Lieblingsgerichten wie Spargel mit Schinken oder Grünkohl mit Wurst geprägt. Da alte Menschen die saisonale Verfügbarkeit von Produkten sehr intensiv erfahren haben, behalten diese Aspekte gerade für sie auch heute noch eine hohe Bedeutung.

Fast überall auf der Erde gilt das Anbieten von Essen und Trinken als Zeichen der Gastfreundschaft. Essen und Trinken gibt einem die Möglichkeit, Gastgeber zu sein und Gäste zu sich einzuladen. Etwas anzubieten, gehört zu unserer Kultur. Ja, es ist fast schon eine gesellschaftliche Erwartung geworden, dass man zu bestimmten Anlässen wie Taufe, Konfirmation, Hochzeit oder Beerdigung andere zum Essen einzuladen hat. Auch hat sich der Gegenbesuch zu einer gesellschaftlichen Verpflichtung entwickelt. Des Weiteren ist die Symbolfunktion des Essens zu erwähnen: Eine Dame nach dem Theater zu einem Glas Rotwein einzuladen, hat wahrscheinlich nicht nur mit Durst zu tun. Auch die Quantität und Qualität eines Buffets ist weniger Ausdruck des vermuteten Hungers der Gäste, sie zeigen vielmehr symbolisch die Bedeutung des Anlasses, der Veranstaltung oder des Gastgebers.

Zusammenfassend bleibt festzustellen, dass sich in unserem Kulturkreis das Essen und Trinken über den Ernährungswert hinaus zu einem vielseitigen Kulturgut entwickelt hat. Die Themen, die sich um das Essen herum gesellen, wie die Atmosphäre, das Ambiente oder der Service, gewinnen immer mehr an Bedeutung. Essen und Trinken dienen nicht mehr vorrangig der Ernährung, sondern sind mehr und mehr Ausdruck von Erlebnis- und Lebensqualität.[1]

1.1 Essbiografie[2]
Der Akt des Essens als Erinnerungsbilderbuch[3] – eine kleine Geschichte

Ich bin auf dem Bauernhof aufgewachsen. Zwischen Katzen und Hunden, gackernden Hühnern, Traktoren und Silos voller Getreide bewirtschaftete ich schon als Kind selbstständig eine Viehzucht. Mit vollem Elan widmete ich mich der Vermehrung und Mästung meiner Kaninchen. Waren sie alt und dick genug, konnte ich sie zum Schlachten bringen und mit dem damit verdienten Batzen kaufte ich bei meinem Vater neues Stroh und Heu für die nächste Generation ein. Die Kaninchenzucht war etwas, dass zu dieser Zeit von manchem Schweizer Mittelländer Arbeiter ebenfalls betrieben wurde. Irgendwo fand sich bei jedem ein Plätzchen, einen „Chüngelstall" zu installieren und so war auch den einfachsten Leuten zeitweilig ein Sonntagsbraten garantiert.

Bei uns zu Hause wurde viel gearbeitet und folglich auch immer hungrig gegessen. Dass an unserem langen Esstisch stets viele Leute saßen, war eine Selbstverständlichkeit. Jeder, der sich per Zufall zur Essenszeit auf unserem Hof aufhielt, konnte sich einer Mahlzeit und einem Platz an unserem Tisch sicher sein. Das rot-weiß-karierte Tischtuch deckte über meine ganze Kindheit hinweg den einfach gedeckten Tisch. Wir tranken Wasser, sonntags Sirup, und geschöpft wurde aus großen Schüsseln. Während des Essens verteilte mein Vater die auszuführenden Aufgaben für den Nachmittag, die Knechte aßen still und hungrig, in gebeugter Haltung und mit schmutzigen Fingern. Der Geruch von Stall vermischte sich mit dem der Speisen. Meine Mutter war (und ist noch immer) eine hervorragende Köchin und verstand es stets, unsere hungrigen Mägen mit ihren konventionellen Gerichten zu verwöhnen und zu sättigen. Und so kam es auch vor, dass sonntags hin und wieder eines meiner Kaninchen den Weg auf unseren Mittagstisch fand. Dazu servierte meine Mutter stets ihren herrlich luftigen Kartoffelstock, wie wir den Kartoffelbrei bei uns in der Schweiz nennen, gemacht aus Kartoffeln eigener Ernte.

Später einmal, als ich schon längst erwachsen war und meine Eltern schon lange keinen Bauernhof mehr bewirtschafteten, sehnte ich mich plötzlich nach diesem köstlichen „Chüngelbraten", den es manchmal sonntags gegeben hatte. Ich bat folglich meine Mutter darum, diesen Schmaus wieder einmal für die ganze Familie zu kochen. Sie willigte ein und so traf sich die ganze Familie zum Sonntagsbraten bei meinen Eltern zu Hause. Dieses war aber wie gesagt nicht mehr der Bauernhof, sondern ein kleines, hübsch renoviertes Einfamilienhaus, in welches sich meine Eltern zurückgezogen hatten. Der Tisch in der hellen Stube war weiss gedeckt, Weingläser warteten erwartungsvoll darauf, mit Wein gefüllt zu werden. Große weiße Teller mit Goldrand hatten unser altes, gebrauchtes Familienservice ersetzt. Es roch nach „Chüngelbraten" und Kartoffelstock und jedermann hatte sich hübsch angezogen. Am Essen gab es nichts auszusetzen – meine Mutter hatte nach all den Jahren nicht verlernt, den wunderbar saftigen Braten und den luftigen Kartoffelstock zuzubereiten. Und doch war es nicht mehr wie damals.

Ich vermisste den Geruch des Hofes, selbst das ewig rot-weiß-karierte Tischtuch und unser beschlagenes Geschirr fehlte mir. Keine Katze strich mir um die Beine, kein Gackern war zu hören, es wurden keine Arbeiten verteilt und nicht einmal der „Chüngel" stammte aus meiner eigenen Produktion. So lernte ich spätestens zu diesem Zeitpunkt, dass es selbst mit dem authentischsten Essen nicht möglich war, die Zeit zurückzudrehen.

Mit zunehmendem Alter werden oftmals die Wünsche nach dem Essen, welches man als Kind genießen durfte, wieder wach. Man sehnt sich zurück nach seiner Geburtsstätte und nach der Zeit, als man hungrig von der Schule nach Hause kam und einem schon von Weitem der Geruch einer geliebten Mahlzeit zum schnelleren Gehen antrieb.

Demente Menschen, die sich in einem fortgeschrittenen Stadium der Krankheit befinden, sind oftmals in einem Zustand völliger Selbstversunkenheit und reagieren kaum mehr auf Mitmenschen und äußere Reize. Gerade mit dem Kochen von Speisen, die sie an ihre Kindheit erinnern können, sollen diese Reaktionen auf Äußeres reanimiert und der Appetit gesteigert werden. Der Geschmack oder Geruch einer Speise kann Erinnerungen an die Familie, an eine bestimmte Atmosphäre oder Umgebung oder auch an Ferien erwecken und vermag auch zeitweise, schwer demente Menschen in unsere Welt zurückzuholen. Daher ist es äußerst wichtig, die Essbiografie eines jeden Heimbewohners zu kennen, um seinen Essgewohnheiten und -bedürfnissen gerecht zu werden.

1.2 Entstehung der Essbiografie

Die Essbiografie[4] eines Menschen besteht grob betrachtet aus drei verschiedenen Stufen, die bereits angesprochen wurden. So macht sich ein Kind von seiner Geburt an bis ungefähr zum zehnten Lebensjahr grundsätzlich mit verschiedenen Grundnahrungsmitteln und der Küche seiner Mutter vertraut. Was es kennen lernt, ist die Gastronomie seines Elternhauses. Diese Phase entscheidet darüber, ob das Kind beispielsweise pasteurisierte Milch als das Nahrungsmittel „Milch" kennen lernt, während ein anderes Kind, welches auf dem Bauernhof aufwächst, frische lauwarme Kuhmilch unter dem Begriff „Milch" versteht, ob Stocki oder frischer Kartoffelbrei, hausgemachte Rösti oder ein goldgelber Kartoffelkuchen aus der Packung zum Essensbild des jeweiligen Menschen gehören werden. Diese Phase ist vom Erinnerungswert her betrachtet die wichtigste. Sie entscheidet nicht nur über die Grundhaltung gegenüber der Nahrungsaufnahme, sondern ist auch diejenige, die mit der Erinnerung an die Kindheit und dem Genießen von Mutters Mahlzeiten, das heißt, mit dem zu Hause, gekoppelt ist.

Auf diese Kindheitsphase folgt die der Adoleszenz. Hier emanzipieren sich die Jugendlichen vom Essen ihres Elternhauses und entdecken neue Geschmäcker. Als Trend zeigt sich in unserer Zeit die Beliebtheit verschiedener Fast-Food-Ketten. Die Jugendlichen entdecken die Welt des Kulinarischen auf eigenen Beinen, machen möglicherweise Reisen in andere Kulturen und Länder und werden so auch mit neuen Essensweisen vertraut.

Wenn in der dritten Phase schließlich ein Partner da ist, findet eine Hochzeit der beiden Essbiografien statt. Was aus dem Elternhaus mitgegeben wurde, wird über die Esspalette des Partners mit neuen Geschmäckern und Lebensmitteln angereichert. Aus diesem neu zusammengesetzten Essverständnis entsteht eine neue Elternhaus-Küche, die wieder an die Kinder weitergegeben und auch von diesen erneut erweitert und verändert wird (siehe Anhang: Interview zur Essbiografie).

2. Basale Stimulation

2.1 Begriffserklärung

Im Vordergrund der basalen Stimulation stehen die positiven Möglichkeiten eines Menschen, nicht seine Defekte, Defizite und Ausfälle. Insofern ist Basale Stimulation in der Pflege keine „Behandlung" des kranken Menschen, sondern vielmehr der qualifizierte Versuch, sich seiner Lebenssituation anzupassen und ihm für diese individuelle und aktuelle Lebenssituation geeignete Wahrnehmungs-, Bewegungs- und Kommunikationsangebote zu machen. Durch die Übernahme des Konzeptes der Basalen Stimulation in die Pflege, speziell in die Intensivpflege, und durch notwendige Modifikationen wird nun ergänzend versucht, Patienten in ihrer schwierigen subjektiven Situation, die durch Stress, hohe emotionale Belastung, Angst, Unsicherheit und Gefühle der Hilflosigkeit gekennzeichnet ist, eine Orientierung über den eigenen Körper und seine vorhandenen Möglichkeiten zu geben.

Basale Stimulation ist keine Methode oder neue Technik. Sie wird als ein Konzept verstanden, welches offen ist für Veränderungen, Weiterentwicklungen, Analysen und neue Ideen. Es handelt sich um einen Entwurf oder Plan, der aber noch nicht fertig abgeschlossen ist, sondern das Hinzulernen und Beitragen aller Beteiligten ausdrücklich vorsieht. Gegenüber enger gefassten Trainingsprogrammen oder Techniken versteht sich die Basale Stimulation als Förderansatz, der auf die individuellen Möglichkeiten eines Menschen setzt, sich unter günstigen Umständen zu stabilisieren oder auch weiterzuentwickeln.

2.2 Entwicklungsgeschichte

Vor ca. 20 Jahren rückten Menschen mit schwersten und mehrfachen Behinderungen ins Blickfeld sonderpädagogischer Bemühungen. Medizinische Hilfe war angesichts der schweren und endgültigen Behinderung nicht möglich, therapeutische Ansätze schienen zu versagen und pädagogische, erst recht spezifisch behindertenpädagogische Angebote, lagen nicht vor. Es waren Menschen, denen man keine Entwicklungsmöglichkeiten mehr zutraute.

Diesen Zustand wollte man schließlich nicht mehr länger hinnehmen. Eltern besannen sich auf ihre Rechte, Fachleute auf ihre Pflichten. Mit Unterstützung des Landes Rheinland-Pfalz gelang es der Kinderhilfe Westpfalz in Landstuhl ein Pilotprojekt zu installieren, das praktisch und wissenschaftlich die Fördermöglichkeiten für schwer mehrfachbehinderte Menschen untersuchen sollte. Aus dieser Arbeit ging nach ca. 5 Jahren das Konzept der basalen Stimulation hervor.

Das Konzept der Basalen Stimulation hat sich in jahrelanger Zusammenarbeit mit Pflegefachkräften ausdifferenziert und ist zu einem bedeutsamen Bestandteil der Pflegewissenschaft und der Pflegepraxis geworden. Dies ist insbesondere den engagierten Arbeiten vieler Pflegender zu verdanken. Krankenpflege und Sonderpädagogik haben das Bemühen, die Selbstheilungs- bzw. Organisationskräfte behinderter Menschen bzw. der Patienten zu unterstützen, gemeinsam.

2.3 Konzept

Die Basale Stimulation wuchs immer mehr zur Grundidee der zwischenmenschlichen Beziehungen. Vom betreffenden Menschen ausgehend wird versucht, eine Nähe herzustellen, die es erlaubt, miteinander in Verbindung zu treten. Erst wenn eine Grundgemeinsamkeit gefunden ist, macht es Sinn, sich über die weitere Förderung und Entwicklung Gedanken zu machen. Über den Körper kann eine ganzheitliche Vermittlung von Erfahrungen und Eindrücken in Gang gesetzt werden. Die Vermittlung über den Körper ist wechselseitig ganzheitlich, auch die Erzieherin, die Therapeutin, die Pflegenden, die Verwandten, die Küchenmitarbeiter, oder wer auch immer sich mit einem schwerstbehinderten oder schwerkranken Menschen befasst, sind mit dem eigenen Körper einbezogen. Diese Körperlichkeit ist die gemeinsame Ausgangsbasis. Daher leitet sich auch der Begriff des Bestandteils „basal" ab. Wir wollen von dieser Basis ausgehen, keine weiteren Voraussetzungen formulieren, die der Patient erst erfüllen muss, um Förderung erhalten zu können.

Der Körper ist die Existenzform, in der wir in dieser Welt sind, über seine Bewegungen organisieren wir die Wahrnehmung der Welt, eingebettet in kommunikative Beziehungen mit Menschen. Wahrnehmung, Bewegung und Kommunikation bilden die Grundbausteine der menschlichen Entwicklung. Sehr schwer behinderte oder kranke Menschen sind zunächst sichtbar in ihrer Bewegungsfähigkeit beeinträchtigt. Diese Reduzierung der Entfaltungsmöglichkeit bringt es mit sich, dass sie ihre Wahrnehmung zur Eroberung der Welt nur schlecht einsetzen können, sie bleiben auf wenige Bereiche, vielleicht sogar auf Teile des eigenen Körpers beschränkt. Hier soll angesetzt werden und durch Unterstützung der eigenen Bewegungsfähigkeit geholfen werden, sich selbst und die Umwelt zu entdecken.

2.4 Anwendung

Zunächst wurde das Konzept der basalen Stimulation ausschließlich für schwerst mehrfachbehinderte Kinder entwickelt, die meist durch frühkindliche Hirnschädigung in sehr vielen Entwicklungsbereichen gravierend beeinträchtigt waren. Mittlerweile hat das Konzept auch in anderen Bereichen, insbesondere in der Kranken- und Altenpflege, Anwendung gefunden. Gemeinsam ist den Patienten, bei denen basale Stimulation angewendet wird, dass sie in fast allen Bereichen mit Einschränkungen zu kämpfen haben. Dies bezieht sich insbesondere auf ihre Fähigkeiten zur Bewegung, zur Wahrnehmung, zu sozialen Beziehungen, zur Kognition und zum Sprachgebrauch.

Eine solche Beschreibung mutet zunächst sehr defizitär an, reduziert die Menschen scheinbar auf ihre Einschränkungen und respektiert nicht ihr Potential. Dies wäre eine verhängnisvolle Sichtweise, die den Absichten der ganzen Idee entgegenstünde. Denn diese Menschen sind fähig, in unmittelbarer körperlicher Nähe mit anderen Menschen „basal" zu kommunizieren. Ebenfalls können sie in unmittelbarer körperlicher Nähe direkte Erfahrungen mit ihrer Umgebung machen.

Natürlich bringt eine schwere Behinderung oder Krankheit sehr viel Abhängigkeit und damit auch sehr viel Hilfsbedürftigkeit mit sich. Viele Verrichtungen des alltäglichen Lebens müssen durch die Eltern bzw. durch Betreuungspersonal getätigt werden. Die Fortbewegung wird durch andere Menschen oder Hilfsmittel gewährleistet und oft muss die Nahrungs- und Flüssigkeitsaufnahme mit großem Aufwand oder sogar mit medizinischen Eingriffen sichergestellt werden.[5]

2.5 Essen als basale Stimulation

Die Körperlichkeit, die bei vorgängigen Projekten als Ausgangsgrundlage gewählt wurde, wird in diesem Projekt nicht zentral sein. Vielmehr werde ich mich einem anderen, genauso zentralen und basalen Bedürfnis widmen: dem Essen, das heisst der notwendigen Nahrungsaufnahme. Die Patienten sollen durch direkten Kontakt mit der Nahrungsmittelzubereitung zum Essen animiert und verführt werden.

Weiter sollen die demenzkranken Menschen die Möglichkeit haben, sich wieder selbständig ernähren zu können und dazu beispielsweise durch Fingerfood und Eat by Walking die Möglichkeit haben. Das Ziel des Projekts ist, dass die kranken Menschen auf solche Verführungen wie den Geruch eines bekannten Essens eine Reaktion zeigen und mit größerem Appetit essen.

3. Senile Demenz

3.1 Begriffserklärung

Die Demenz beschreibt ein Syndrom, welches eine Verminderung der erworbenen intellektuellen Fähigkeiten als Folge einer Hirnschädigung zeigt. 85 – 90 % der chronisch progredient verlaufenden Demenzen werden durch Morbus Alzheimer, Multiinfarkt-Demenz oder einer Mischform der beiden Krankheiten verursacht. Die übrigen 10 – 15 % der Demenzerkrankungen verteilen sich auf über 140 verschiedene, meist seltene Krankheiten.

3.2 Symptomatik

Zu Beginn der Krankheit werden Störungen des Kurzzeitgedächtnis mit zunehmend nachlassender Merkfähigkeit beobachtet. In einem späteren Zeitpunkt der Erkrankung gehen auch Informationen aus dem Langzeitgedächtnis verloren. Bisher bekannte Erinnerungen aus der Vergangenheit sind plötzlich nicht mehr vorhanden. Mit dem Fortschreiten der Krankheit entstehen örtliche und situative Orientierungsstörungen. Dies führt soweit, dass der Patient auch aus vertrauter Umgebung nicht mehr nach Hause findet. Im Rahmen der Erkrankung treten weitere Störungen auf, die es meist unmöglich machen, alltägliche Situationen und vertraute Aufgaben auszuführen. Infolge der diffusen cerebralen Schädigungen werden weitere Hirnleistungsstörungen beobachtet wie z.B. Aphasie (Sprachstörungen), Apraxie (Handlungsstörungen), Agnosie (Erkennungsstörungen) und Alkalkulie (Rechenstörungen).

Neben kognitiven Störungen sind auch affirmative Störungen eine Folge der Demenz. In den meisten Fällen der Erkrankung tritt eine Persönlichkeitsveränderung auf. Allgemein ist eine Verlangsamung des psychischen Tempos zu beobachten. Die Patienten können sich schlecht auf eine neue Situation einstellen oder sie verstehen. Dies wird dadurch ersichtlich, dass die Patienten auf geringe Reize affektiv reagieren: Die Erkrankten können ihr Verhalten nicht mehr kontrollieren. Sie sind den Emotionen ausgeliefert und geben dies zum Ausdruck.

Die psychische Grundstimmung des dementen Patienten kann sich vor allem in der Anfangsphase zu einem depressiven Syndrom entwickeln. Neben psychomotorischen Auffälligkeiten wie ziellosem Wandern oder scheinbar sinnlosen und inadäquaten Handlungen haben die Patienten oft einen gestörten Rhythmus. Tagsüber dösen die Patienten und nachts herrscht rege Aktivität. Die somatischen Befunde zeigen sich als neurologische Störungen. Dabei handelt es sich um Veränderungen von Reflexen, Geruchs- und Geschmacksstörungen, Gangunsicherheiten und Blickstörungen.

Die Betroffenen werden zunehmend hilfe- und pflegebedürftig. Die Abhängigkeit von fremder Hilfe kann zur Entstehung depressiver oder wahnhafter Symptomatik führen. Die Patienten brauchen ein umfassendes soziales Netzwerk. Sie sind nicht mehr in der Lage, allein zu leben, um die Alltagsaktivitäten selbständig zu erledigen. Zu Beginn der Krankheit ist eine Betreuung durch Familie, Verwandte und Bekannte möglich. In fortgeschrittener Phase müssen die Demenzerkrankten oft in einer Institution gepflegt werden.[6]

3.3 Erklärungsmodell

Das drei Welten Modell nach Dr. Held/M. Schmieder, Wetzikon, erklärt den Verlauf der Alzheimer Krankheit am Erleben der Patieten.

Das Erleben von Alzheimer Patienten führt durch drei Welten:

- Die Welt der kognitiven Erfolglosigkeit
- Die Welt der kognitiven Zeitlosigkeit
- Die Welt der kognitiven Schutzlosigkeit

Die Welt der kognitiven Erfolglosigkeit

- Schwierigkeiten mit kognitiven Leistungen und reaktive psychische Störungen: Trauer, Angst, Kränkung, Verunsicherung,
- Versuch normaler Lebensform, mit Wechsel von Aktivität und Entspannung, Geselligkeit und Rückzug, privatem Raum und öffentlichem Raum,
- Empfinden für Mitbewohner, Sinn für soziale Umgangsformen sind noch intakt, aber leicht irritierbar,
- Sinn für Eigentum und Privatsphäre sind erhalten,

- Orientierungsunterstützung mit allen Informationshilfen,
- Unterstützte ADL-Handlungen (ADL= Active daily living) sind (noch) möglich: Kochen, Tischen, Waschen, Telefonieren, gemeinsames TV-Schauen,
- Stichworte: Alterssiedlung, Altersheim, WG,
- Persönliche Möbel, TV im Zimmer, Schlüssel,
- Besuche, individuelle Aktivitäten ausser Haus, soziale Aktivitäten,
- Ziel: Selbständiges Wohnen im Heim möglichst lange erhalten,
- Dauer: 1 – 3 Jahre, auch länger.

Die Welt der kognitiven Ziellosigkeit

- Exekutive Funktionen sind nicht mehr handlungsbestimmend,
- Zielloses Verhalten mit Ablenkung durch Details,
- Wandern, Wahn, Apathie, Aggression, motorische Kompensation der verlorenen exekutiven Funktionen: Gegenstände werden ertastet, Räume erlaufen, Möbel erprobt,
- Basale ADL-Fähigkeiten zunehmend beeinträchtigt,
- Kommunikation/soziale Fähigkeit: Eifersucht. Enthemmung, Streit,
- Sinn für Eigentum und Privatsphäre schwindet,
- Bewohner kann sich nicht mehr länger selbst beschäftigen, bleibt nicht im eigenen Zimmer, Räumlichkeiten verlieren Funktion, Selbstgefährdung durch Weglaufen,
- „Sinnlose" Aktivitäten produzieren Konflikte mit Personal und Bewohnern,
- Selbstgefährdung durch Aspiration, Feuer, Elektrik, Intoxikation,
- Patienten sehen den Sinn von ADL- Handlungen nicht mehr und werden aggressiv,

- Bewohner müssen „aneinander vorbeikommen",
- Persönliche Gegenstände/Zimmereinrichtung wird zunehmend unwichtig,
- Ziel: ADL-Verbesserung/Stabilisierung und Reduktion des störenden Verhaltens.

Die Welt der kognitiven Schutzlosigkeit

- Funktionelle und körperliche frühkindliche Regression mit weitgehendem Sprachverlust, Immobilität, Kau- und Schluckstörungen, Inkontinenz und neurologischen Symptomen, Bewohner werden zu „menschlichen Hüllen",
- Veränderte Schmerz/Reiz-Empfindung, Patienten sind Aussenreizen schutzlos ausgeliefert,
- „Kleine Welt" im Umkreis eines Bettes oder einer Lagerung, Pflege und basale Bedürfnisse (Essen, Ausscheidung, Schlafen) finden oft im gleichen Raum statt,
- Schutz vor Reizüberflutung durch Rummel, TV, Radio, Mitbewohner bei gleichzeitiger Vermeidung von Deprivation,
- Erhöhte Pflegebedürftigkeit und Angewiesensein auf moderierte Stimulation durch basale Stimulation, Physiotherapie, Kinästhetik (Bewegungs- und Atmungsschulung),
- Ziel: Reizabschirmung, Analgesie (Schmerzfreiheit).

3.4 Einfluss auf das Ernährungsverhalten

Der Verlauf der Demenzerkrankung ist in verschiedene Schweregrade eingeteilt. Mit fortschreitendem Stadium verändert sich die Fähigkeit, für eine ausgewogene Ernährung zu sorgen.

Frühstadium: Nahrungszufuhr mit Messer und Gabel gut möglich, Störungen bei Zubereitung und Beschaffung.

Mittelstadium:	Unzureichende Nahrungsaufnahme infolge zunehmender Apraxie im Umgang mit Besteck, Agnosie der Nahrung und des Hungers.
Spätstadium:	Unzureichende Nahrungszufuhr infolge Agnosie des Hungers und der Nahrung. Diese Menschen sind angewiesen auf geduldige Pflegeperson.
Endstadium:	Unzureichende Nahrungszufuhr infolge Schluckstörung, Agnosie des Hungers und der Nahrung.

4. Malnutrition

4.1 Begriffsklärung

Der Begriff Malnutrition beschreibt das Ungleichgewicht zwischen der Nahrungsaufnahme und dem Bedarf des Körpers an Nährstoffen und Energie. Das Ungleichgewicht kann infolge mangelnder Zufuhr oder erhöhtem Bedarf des Körpers entstehen. Grundlagenwerte zur Beuteilung des Gewichts und zur Gewichtsentwicklung sind im Anhang auf S. 91 dargestellt.

4.2 Ursachen

Infolge des physiologischen Alternsprozesses können Geschmackseinbußen, vermindertes Durstgefühl und Abnahme des Geruchsinnes auftreten. Diese Bedingungen bedeuten ein hohes Risiko für eine Malnutrition. Verschiedene Studien zeigen, dass geriatrische Patienten mit eigenen Zähnen weniger an Unterernährung leiden als zahnlose. Damit wird verdeutlicht, dass fehlende und schlecht sitzende Zähne ein weiterer Risikofaktor sind. Störungen beim Schluckakt treten im Alter aufgrund von neurologischen Störungen, als Folge von Medikamenteneinnahme sowie von Verengungen der Speiseröhre auf und vermindern so die Nahrungsaufnahme. Auch eine Depression und eine beginnende Demenz führen bei den Betroffenen häufig zu Malnutrition. Bei dementen Patienten kommt es meist parallel zu der Krankheit zu einer Gewichtsabnahme, obwohl die Kalorienzufuhr im Vergleich zu gesunden Menschen nicht vermindert, sondern sogar teilweise erhöht ist. Im späteren Verlauf der Krankheit treten Störungen im Schluckakt auf, was zu einer weiteren Beeinträchtigung der Nahrungsaufnahme führt.

Ebenso bedeutet eine Hospitalisation für ältere Menschen ein hohes Risiko für eine Unterernährung. Eine Änderung der gewohnten Umgebung, einschränkende Diäten, kalte oder falsche Konsistenz der Speisen oder lange Nüchternzeiten für Untersuchungen führen meist zu verminderter Energiezufuhr. Bei der Behandlung von vielen Krankheiten werden oftmals Medikamente eingesetzt, die Appetitmangel und Übelkeit verursachen.

Die folgende Tabelle fasst Ursachen und Interventionen zusammen.

„Ernährung und Flüssigkeitsversorgung älterer Menschen 2003"

Tabelle vom MDS – angepasst von M. Biedermann

Behebbare Ursachen	Mögliche Interventionen	
	Arzt, Pflege, Angehörige	Küche/Hauswirtschaft
Direkte Ernährungsfaktoren		
Weglassen von Lebensmitteln Auslassen von Mahlzeiten Alkohol Diät notwendig	Ernährungsberatung Gespräche mit Angehörigen Nahrungssupplemente Notwendigkeit restriktiver Diät überprüfen bedarfsgerechtes Nahrungsangebot in Einrichtungen der Gemeinschaftsverpflegung	Eingehen auf Bedürfnisse/Vorlieben Menüplanung mit den Bewohnern, Dialog rund um das Essen fördern
Gesundheitliche Situation Krankheiten mit Einfluss auf Appetit Nahrungsaufnahme Verwertung Bedarf	optimale Krankheitsbehandlung nach geriatrischen Therapieprinzipien optimale Schmerzbehandlung optimale medikamentöse Einstellung gezielte Nährstoffsupplementation orale Nahrungssupplemente Sondenernährung oder parenterale Ernährung	Kochen auf dem Wohnbereich Backen im Wohnbereich
Medikamenten-Einnahme ≥ 3 Medikamente/Tag Medikamente mit negativen Effekten auf den Ernährungszustand	kritische Prüfung der Verordnung Reduktion der Medikamentenzahl	Abklären mit der Pflege und dem Arzt

Eine der Grundvoraussetzungen für die Beobachtung: regelmäßiges Wiegen (Verlaufsdokumentation)!

„Ernährung und Flüssigkeitsversorgung älterer Menschen 2003"

Tabelle vom MDS
angepasst von M. Biedermann

Behebbare Ursachen	Mögliche Interventionen	
Direkte Ernährungsfaktoren	Arzt, Pflege, Angehörige	Küche/ Hauswirtschaft
Körperliche Behinderung Kaustörungen Schluckstörungen Probleme beim Schneiden Immobilität	Zahnbehandlung, Zahnsanierung, Zahnprothese Mundpflege, Mundhygiene Logopädie, Schlucktraining Hilfsmittel, Ergotherapie, Esstraining Krankengymnastik, Mobilisierung Hilfe bei Einkauf, Zubereitung, Essen	angemessene Konsistenz der Nahrung Essen auf Rädern Entsprechende Kost die in Form gebracht wird, wie z.B. Fingerfood, mundgerecht geschnitten, passiertes, püriertes Essen, flüssige Kost (absolut frisch zubereitet, eventuell nährstoffbilanziert)
Geistige und psychische Gesundheit Verwirrtheit Demenz Depression	Aufforderung zum Essen Anreichen der Nahrung Hilfe bei Einkauf, Zubereitung, Essen Gesellschaft beim Essen, Zuwendung Überprüfung der medikamentösen Therapie Hilfsmittel Beratung von Angehörigen	Kochen im Wohnbereich Kochen am Bett Auswahl – Teller Grundsätzlich die Gerichte süss halten (Fisch an Vanillesauce, Braten an Apfelsauce, süss-sauer)
Soziale und finanzielle Situation Einsamkeit Armut suboptimale Essumgebung	Gemeinschaftsessen Besuchsdienst Sozialhilfe Verbesserung der Umgebung	Familientisch mit Schüsselsystem angenehme Tischatmosphäre Kochen mit den Bewohnern gemeinsame Hauswirtschaftsarbeiten wie Gemüse putzen etc.

4.3 Folgen

Gewichtsabnahme und Unterernährung führen primär zu einem schlechteren Gesundheits- und Allgemeinzustand. Dies zeigt sich als allgemeine Schwäche, Müdigkeit und Antriebslosigkeit. Der Verlust von Muskelmasse und Körperprotein bei einer Protein-Malnutrition führt zu einer Abnahme der Muskelkraft und Funktionsfähigkeit. Infolgedessen werden die Gehfähigkeit und die Bewegungsfähigkeit stark eingeschränkt. Es besteht ein höheres Risiko für Frakturen bei Stürzen infolge fehlender Fettpolster. Die Funktionsfähigkeit des Geistes ist abhängig von einer ausreichenden Energie- und Vitaminversorgung. Bei andauerndem Mangel an Vitamin B_1, B6, B_{12}, Niacin, Pantothensäure, Folsäure und Vitamin E kann es zu neurologischen Störungen mit Defiziten der kognitiven Fähigkeiten und Lähmung der Extremitäten kommen.

Allgemeine Mangelernährung sowie Defizite einzelner Nährstoffe führen unter anderem zu Verminderung der Lymphozyten. Dies wirkt sich negativ auf die Immunabwehr aus. Die Betroffenen werden anfälliger für Infektionskrankheiten wie Lungen- und Blasenentzündung. Zudem wird der bereits geschwächte Körper stärker angegriffen, die Erholung tritt nur sehr langsam oder gar nicht ein. Ebenfalls beeinflusst ein schlechter Ernährungszustand die Genesung nach Operationen negativ. Es kommt vermehrt zu Komplikationen, verlangsamter Heilung und somit zu längerer Krankheitsdauer.[7]

4.4 Schluckstörungen/Dysphagie

Der Schluckvorgang verläuft in vier Phasen, wobei die erste Phase die Vorbereitungs- oder auch Kauphase ist. Während des Kauens wird die Nahrung mit Speichel durchmischt und in „Schluckform" gebracht. Eine wellenförmige Bewegung der Zunge befördert den Speisebrei in der zweiten Phase in den hinteren Rachenraum. Bis hierher kann der Schluckvorgang willentlich beeinflusst werden. In der dritten Phase wird der Schluckreflex ausgelöst, wobei in diesem Moment die Atmung kurz unterbrochen wird. Um die Atemwege vor Aspiration zu schützen, trennt sich der Mundraum vom Rachenraum, indem sich der Kehlkopf anhebt. Bei gleichzeitigem Absenken des Kehldeckels verschließen sich die Stimmlippen. Der Speisebrei kann so gefahrlos und ohne Probleme in die Speiseröhre eintreten. Durch das

Zusammenziehen der Speiseröhrenmuskulatur wird er in der vierten Phase in den Magen befördert.

In allen vier Phasen des Schluckvorganges können Störungen unter anderem durch Ösophagitis, Spasmen, Divertikel, gut- oder bösartige Tumore und Lähmungen der Kau- und Schluckmuskulatur auftreten, wodurch für die Betroffenen das Essen und Trinken zum großen Problem wird. Als psychogene Essstörungen sind die extreme Magersucht oder auch Kachexie durch Fasten beziehungsweise mittels Abmagerungsdiät anzuführen. Organische Ursachen sind nicht anzutreffen, denn es handelt sich um eine Störung der Nahrungsaufnahme (Dysorexie) oder des Körpergewichts (Dysponderosis).

Bei gesundheitlich stark beeinträchtigten Menschen wird das Verabreichen der Mahlzeiten erforderlich. Aufgrund von Ess- und Schluckstörungen oder Essensverweigerung kann es vorkommen, dass sich der Patient verschluckt. Durch Klopfen auf den Rücken oder Anwendung des „Heimlich"-Griffes kann dem Patienten geholfen werden.[8]

Dysphagie – wenn Schlucken ein Problem wird

Verschlucken – statt Schlucken: Schlucken ist für die meisten Menschen eine Selbstverständlichkeit – vorausgesetzt, es funktioniert problemlos! Doch was geschieht wenn der normale Schluckvorgang nicht automatisch ausgelöst wird – wenn er nicht mehr kontrollierbar ist?

Als Folge von altersbedingten körperlichen Veränderung und im Zusammenhang mit unterschiedlichen Krankheiten kann es zu Schluckstörungen (Dysphagie) kommen.

Schluckstörungen sind häufig und werden oft nicht wahrgenommen, unterschätzt oder bei der Verpflegung unzureichend berücksichtigt.

30 – 40 % aller Senioren in Institutionen leiden an Dysphagie,

40 – 50 % der Patienten nach einem Schlaganfall sind von Schluckstörungen betroffen.

Schluckstörungen und die möglichen Folgen

- Mangelernährung:
  Mangelernährung führt zu verminderter Rehabilitationsfähigkeit und erhöhter Infektionsanfälligkeit.

- Dehydration:
  Flüssigkeitsmangel führt zu Austrocknung und ist laut einer Untersuchung bei 62 % der über 85-Jährigen in Institutionen lebenden Menschen ein Mitsterbegrund.

- Aspiration:
  Bei gestörtem Schluckvorgang kann Nahrung oder Flüssigkeit in die Atemwege gelangen. In die Luftröhre gelangte Nahrungsmittel können zu Lungenentzündung führen (Aspirationspneunomie).

- Erhöhte Mortalität:
  20 % aller Patienten nach einem Schlaganfall sterben im ersten Jahr an einer Lungenentzündung, hervorgerufen durch Schluckstörungen.

- Verunsicherung und Angst:
  Die Freude am Essen geht verloren.

Was kann auf eine Schluckstörung hinweisen?

Beobachten Sie die bei Ihren Patienten, dass

- sie beim Essen „sabbern",
- sie sich häufig räuspern und immer wieder husten müssen,
- das Essen im Halse stecken bleibt und sie pro Bissen mehrmals Schlucken müssen,
- sie feste Nahrungsmittel ablehnen oder gar meiden?

Weitere Hinweise sind:

- ein ungewöhnlicher Gewichtsverlust,
- eine verwaschene, heisere Stimme.
- Sodbrennen, Mundgeruch,
- Fieberschübe, eventuell stille Aspiration.

Wenn Sie das Problem erkannt haben: Was ist zu tun?

Es sollen optimale Essensbedingungen geschaffen werden; vor, während und nach der Mahlzeit.

Frühzeitige therapeutische Massnahmen helfen , schwerwiegende Folgen zu verhindern. Dabei ist eine bedarfsdeckende Ernährung in der richtigen Konsistenz von grosser Bedeutung.

Eventuell sollte in der Umgebung des Betroffenen gekocht werden, damit er durch Düfte animiert wird.

Flüssige Speisen und Getränke bereiten den Personen mit Schluckstörungen (Dysphagie) oft die grössten Probleme. Angedickte Speisen und Flüssigkeiten sind beim Schluckvorgang leichter zu kontrollieren.

Unterstützende Maßnahmen wie die Verwendung von Ess- und Trinkhilfen oder spezielle Handgriffe sind im Kapitel 6 beschrieben.

5. Riech- und Schmeckstörungen

5.1 Was geschieht beim Riechen und Schmecken?

Jedes Jahr treten in Deutschland schätzungsweise bei 50 000 Menschen Störungen des Riech- oder Schmecksinnes auf. Wenn Sie also nicht mehr riechen oder schmecken können, teilen Sie dieses Schicksal mit vielen anderen.

Riechen und Schmecken gehören zu den Sinnen, mit denen chemische Stoffe wahrgenommen werden, zur Chemosensorik. Riechen und Schmecken beginnt mit Molekülen, die von den Dingen um uns herum freigesetzt werden. Diese Moleküle aktivieren dann spezielle Nervenzellen im Mund oder der Nase. Die Nervenzellen wiederum übermitteln Signale an das Gehirn, wo letztlich Schmeck- und Riecheindrücke wahrgenommen bzw. erkannt werden.

Riechzellen (olfaktorische Sinneszellen) werden durch Gerüche um uns herum aktiviert – zum Beispiel durch den Geruch von frischem Brot oder den Geruch von Rosen. Fast alle dieser Nervenzellen finden sich in einem kleinen Areal im Nasendach. Von dort werden die Signale über Fasern des Riechnerven (Nervus olfactorius) direkt an das Gehirn weitergeleitet.

5.2 Schmeckzellen (gustatorische Sinneszellen)

Schmeckzellen werden durch feste Nahrung oder Getränke aktiviert. Die Impulse werden über verschiedene Nerven (Nervus lingualis, Chorda tympani u.a.) zum Gehirn geleitet. Schmeckzellen finden sich hauptsächlich in den sog. Geschmacksknospen im Mund und im Rachen. Viele der rundlichen Erhebungen (Papillen), die Sie auf Ihrer Zunge sehen können, enthalten Geschmacksknospen. Jeder Gesunde ist in der Lage, fünf Grundqualitäten des Geschmacks zu erkennen: süß, sauer, salzig, bitter und umami (Jap.: fleischig und herzhaft). Darüber hinaus ist der sogenannte Fühlnerv (Nervus trigeminus) in Nase und Mund am Zustandekommen von Riech- und Schmeckempfindungen beteiligt. Tausende von Nervenendigungen finden sich in den Schleimhäuten des Mundes und der Nase. Empfindungen, die durch diese Nerven vermittelt werden, sind zum Beispiel das Brennen und Stechen in der Nase, das durch Zigarettenrauch oder durch Essig verursacht werden kann, oder auch der kühlende Effekt von Menthol. Ähnliche Empfindungen werden im Mundbereich z.B. durch Pfeffer ausgelöst.

Beim Essen kommt das Aroma dann letztlich zustande als eine Summe aus den vier Geschmacksrichtungen, der Konsistenz und Temperatur der Speise oder des Getränks, durch den Fühlnerven vermittelte Empfindungen wie Brennen oder Kühlen und den Geruchseindrücken. Dieses aus verschiedenen Eindrücken entstandene Aroma macht dann letztlich den typischen „Geschmack" z.B. eines Pfirsichs aus.

Dabei hat besonders der Riechsinn einen wesentlichen Anteil. Sie können das an sich selbst überprüfen: Wenn sie sich beim Essen von Schokolade die Nase zuhalten, wird wahrscheinlich das spezifische Schokoladenaroma kaum mehr wahrnehmbar sein – im Wesentlichen bleibt nur noch die Süße der Schokolade als Empfindung. Der typische „Geschmack" von Speisen oder Getränken ist also eine über den Geruchssinn vermittelte Empfindung.

5.3 Störungen der Riech- und Schmeckempfindung

Die häufigste Störung ist der komplette oder teilweise Verlust des Riech- oder Schmeckvermögens. Ist der Riech- oder Schmecksinn vollständig zerstört, spricht man von Anosmie (Riechverlust) bzw. von Ageusie (Schmeckverlust). Ist der Riech- oder Schmecksinn nur zum Teil verloren, so spricht man von Hyposmie bzw. von Hypogeusie.

Bei anderen Störungen werden Gerüche oder Geschmackseindrücke verändert wahrgenommen (sog. Parosmie bzw. Parageusie). Hier werden Gerüche oder Geschmackseindrücke „falsch" interpretiert, es werden falsche Aromen wahrgenommen. Diese „falschen" Gerüche sind häufig unangenehm, d.h., Gerüche oder Geschmackeindrücke, die früher als angenehm wahrgenommen wurden, werden jetzt als unangenehm empfunden. Alles in allem sind Störungen des Riechsinnes häufiger als Schmeckstörungen. Eine gleichzeitige Störung des Riech- und Schmecksinnes wird selten beobachtet.

5.4 Ursachen der Riech- oder Schmeckstörungen

Einige Menschen haben eine angeborene Riech- oder Schmeckstörung. Bei den meisten ist allerdings die Riech- und Schmeckstörung durch bestimmte Ereignisse verursacht. Zu diesen Ursachen gehören Virusinfekte (z.B. Grippe), oder Schädelverletzungen (z.B. Sturz oder Schlag auf den Kopf). Eine weitere häufige Ursache von Riech- und Schmeckstörungen sind Nasenpolypen, bei Erkrankungen der Nasennebenhöhlen, Störungen im Hormonhaushalt oder auch Zahnerkrankungen. Der Verlust von Riech- oder Schmeckvermögen kann ebenso durch bestimmte Chemikalien oder Medikamente ausgelöst werden. Auch im Verlauf einer Strahlentherapie z.B. bei Tumoren im Kopf/Halsbereich werden derartige Störungen beobachtet.

5.5 Kann man Störungen des Riech- oder Schmecksinnes behandeln?

Wenn die Riech- oder Schmeckstörung durch ein Medikament ausgelöst wurde, kann Weglassen, Ersatz oder Anpassung der Medikamentendosis eine Verbesserung bewirken. Bei einigen Patienten kann eine Beseitigung der zugrunde liegenden Erkrankung zu einer deutlichen Besserung führen; das gilt vor allem für Nasenerkrankungen wie Allergien, Polypen oder Nasennebenhöhlenentzündungen. Nicht selten wird auch eine spontane Erholung der Riech- und Schmeckstörung beobachtet.

Aus dieser Forschung ist z.B. bekannt, dass das Riechvermögen mit dem Alter nachlässt, vor allem nach dem 60. Lebensjahr. Frauen sind in der Regel beim Riechen und Schmecken empfindlicher als Männer. Rauchen führt zu einer leichten Abnahme des Riechvermögens, was sich allerdings nach dem Aufhören wieder bessern kann.

Derzeit werden an verschiedenen Zentren Verfahren zur Behandlung von Riech- und Schmeckstörungen entwickelt. Dabei ist vor allem von Bedeutung, dass sich Riech- und Schmeckzellen nach einer Schädigung wieder erneuern können – anders als das in anderen Sinnessystemen der Fall ist. Dieser Umstand ist für neue Therapieansätze besonders wichtig.

6. Essen reichen

6.1 Der Begriff „Essen reichen"

Das Essen reichen[9] in der Pflege ist eine täglich anzutreffende Handlung in Institutionen, mit welcher der Pflegende regelmäßig konfrontiert wird. Es gibt viele Bezeichnungen für den Prozess des Essen reichens. Den häufig noch benutzten Ausdruck des „Fütterns" werde ich in dieser Arbeit nicht verwenden. Formulierungen wie etwa „Esseneingeben" oder „Essen reichen" entsprechen der Situation mehr.

Das Wort „Füttern" hat im ersten Moment keine negative Bedeutung. Doch bei genauerer Betrachtung beinhaltet es „nur", dass man dem Patienten das Essen gibt, damit er etwas im Magen hat und satt ist. „Essen reichen" hingegen sagt aus, dass man dem Patienten zwar ebenfalls das Essen gibt, damit er satt ist, aber auch Ressourcen erkennt und fördert. Denn das Reichen bedingt ein Entgegennehmen. Obwohl das Essen reichen eine wesentliche pflegerische Tätigkeit ist, wird es in der deutschsprachigen Literatur für Pflegeberufe in einem kaum erwähnenswerten Umfang behandelt. Besonders vernachlässigt werden in der Literatur die Gewissenskonflikte sowie die Gefühle der Patienten und der Pflegenden beim Essen reichen und deren psychische Verarbeitung. Durch Wissensdefizite und fehlende Zeit kommt es für den Pflegenden und den Patienten häufig zu Konflikten bezüglich der Nahrungsaufnahme.

6.2 Indikationen für „Essen reichen"

Es gibt zahlreiche Rückbildungsprozesse im Alter, welche die Fähigkeit, sich adäquat zu ernähren, nachhaltig beeinträchtigen können. Ich möchte einige Rückbildungsprozesse aufzeigen, die einen Einfluss auf die Vorgänge der Nahrungsaufnahme haben und somit eine Rolle bei der Entscheidung für die pflegerischen Handlungen spielen. Die im Alter herabgesetzte Kaufähigkeit ist im Wesentlichen durch Gebissschäden und Prothesen bedingt. Ebenso müssen Träger von Zahnprothesen Einbußen in der Geschmacksempfindlichkeit hinnehmen, wobei Vollprothesenträger stärker betroffen sind als diejenigen mit Halbprothesen. Geäußerte Klagen wie, das Brot oder das Fleisch seien zu hart oder die Speisen zu schlecht gewürzt, legen die

Überlegung nahe, dass altersbedingte Veränderungen des Geschmackssinnes sowie gebissbedingte Einschränkungen Empfindlichkeiten und Probleme beim Essen hervorrufen.

Die Geschmacksempfindlichkeit spielt eine wichtige Rolle in der Nahrungsaufnahme. Es wird angenommen, dass bei älteren Menschen der Ernährungsstatus durch Reduktion des Geschmacksempfindens verschlechtert ist. Untersuchungen ergaben, dass sich bei einem Lebensalter von 75 Jahren die Geschmacksknospen um 65 % reduziert haben.

Körperliche Schwächen durch Arthritis und dadurch verursachte Funktionseinschränkungen der Gelenke erschweren die Nahrungsaufnahme. Die erforderlichen Bewegungen, wie zum Beispiel die Kaubewegungen oder das Führen der Hand zum Munde, können durch eingeschränkte Mobilität und Schmerzen häufig nicht mehr ohne Störungen durchgeführt werden. Verlangsamungen und Händezittern erschweren den Parkinson-Patienten die Nahrungsaufnahme. Bedingt durch Koordinierungsschwierigkeiten haben sie beispielsweise Probleme, das Essen zum Mund zu führen. Häufig sind sie auch von neuromuskulären Störungen der Mund- und Halsmuskulatur betroffen, so dass sie nicht in der Lage sind, ihre Lippen zu schließen.

6.3 Hilfsmittel für das Essen reichen

Das Ziel der Pflegenden, dem Patienten eine möglichst große Unabhängigkeit und Selbständigkeit zu gewähren, ist unter anderem durch den Einsatz von der Situation entsprechenden, sinnvollen Ess- und Trinkhilfen zu erreichen.

Besonders bei Patienten, die an Parkinson- oder Rheumakrankheiten leiden und daher häufig zittrige Hände haben oder an sonstigen Störungen der Feinmotorik leiden, können diese Hilfsmittel eingesetzt werden. Angewinkeltes Besteck oder verstärkte Kunststoffgriffe sind Hilfsmittel, die gerade bei Menschen mit schwacher oder eingeschränkter Greiffunktion oder Störungen der Armfunktion eingesetzt werden können. Eine weitere Erleichterung der Nahrungsaufnahme bietet der Teller mit Randerhöhung.

Die „Flasche nach Ramsey" ermöglicht, die Nahrung einfach im Mund zu platzieren. Saugbewegungen und der Lippenschluss können durch sie gefördert werden. Diese Flasche besteht aus einem weichen, formbaren Material, an der Öffnung ist ein dünner Schlauch befestigt. Die Nahrung kann durch dosiertes Zusammendrücken der Flasche durch den Schlauch beliebig auf der Zunge des Patienten platziert werden.

Der Becher mit Nasenausschnitt eignet sich für Patienten mit Störungen der Anteflexionshaltung des Kopfes (Vorbeugen des Kopfes) oder bei schwerer Störung der oralen Boluskontrolle (Bolus ist der Bissen, der im Mund zum Schlucken fertiggemacht ist). Damit wird dem Patienten auch bei stark gebeugtem Kopf das Trinken ermöglicht. Die rutschfeste Unterlage verhindert das Verrutschen des Essgeschirrs. Dieses Hilfsmittel eignet sich besonders bei einseitig gestörter oder fehlender Arm- und Handgelenksfunktion sowie bei Koordinationsstörungen der oberen Extremitäten.

Weitere technische Hilfsmittel: Schnabeltasse, Trinkbechergestell, Trinkhalme, Trinkbecherhalterung, Besteckhalter usw.

Neben technischen Mitteln gibt es natürlich auch bestimmte Handgriffe und Fertigkeiten, die die Nahrungsaufnahme des Patienten erleichtern und verbessern können. Hier sind einige Beispiele aufgelistet, die Pfleger beim Essen reichen anwenden:

- Die Mundöffnung des Patienten unterstützen, indem ohne Gewalt das Kinn leicht heruntergedrückt wird.
- Das Kiefergelenk ausstreichen, damit sich der Mund des Patienten öffnet.
- Beim Patienten mit Schluckstörungen kann der Zungenboden ausgestrichen werden, damit das Schlucken des Patienten unterstützt wird.
- Indem über den Kehlkopf gestrichen wird, wird ein Schluckreflex ausgelöst.
- Den Kopf des Patienten wird so gehalten, dass der Schluckakt des Patienten problemlos passieren kann.
- Die Hand des Patienten wird umfasst und gemeinsam mit dem Besteck zum Mund geführt.
- Wenn der Patient trinkt, kann sein Kopf nach vorne genommen werden, damit er die Flüssigkeit besser zu sich nehmen kann.[10]

Im Anhang auf S. 98 sind einige Hilfsmittel abgebildet.

7. Trinkkultur

Aus „Faust": [1]
„Alles ist aus Wasser entsprungen
Alles wird von dem Wasser erhalten
Ozean gönn' uns dein ewiges Walten ...
du bist's, das frischeste Leben erhält."

7.1 Gesundheit und Trinken

Eine gute Versorgung des Gehirns mit Vitaminen, Mineralstoffen und Nährstoffen ist wesentlich, um bis ins hohe Alter geistig fit bleiben zu können. Doch gerade im Alter wird richtige Ernährung zunehmend schwieriger. Vor allem ältere Patienten mit Hirnleistungsstörungen finden sich häufig in einem Teufelskreis wieder. Sie vergessen, sich ausreichend und abwechslungsreich mit Nahrung und Getränken zu versorgen. Die Unterversorgung verschlimmert ihrerseits die Störungen des Gedächtnisses.

Neben der Vergesslichkeit gibt es aber auch eine Reihe motorischer Beschwerden, die die Problematik verstärken. So kann eine eingeschränkte Beweglichkeit der Arme und Hände selbstständiges Essen behindern. Schluckbeschwerden und schlechte bzw. fehlende Zähne können schmerzhafte Ursachen dafür sein, weshalb ältere Menschen wenig essen oder trinken.

Im Alter lassen zudem die Geschmacksempfindungen nach, und darüber hinaus wird der Appetit durch einige Medikamente nachteilig beeinflusst oder der Speichelfluss vermindert. In manchen Fällen kann der Arzt ein anderes Präparat verschreiben. Da das Durstgefühl im Alter nachlässt, trinken Senioren oft zuwenig. Fehlendes Durstempfinden, Fieber oder Medikamente können akut zu einer „Austrocknung" führen. Hinter einer Verwirrung eines älteren Menschen, die oft auf Durchblutungsstörungen zurückgeführt werden kann, kann ein eklatanter Mangel an Flüssigkeit stecken. Daher sollten sich ältere Menschen notieren, wieviel sie tagsüber trinken. So lassen sich zumindest durch ausreichendes Trinken – 1 bis 2 Liter täglich – Verbesserungen mancher Hirnleistungsstörungen erreichen. Mindestens 1 – 1,5 Liter Flüssigkeit, das sind mindestens 5 – 6 Tassen oder Gläser, sollten also zusätzlich zu der mit den Speisen aufgenommenen Flüssigkeit getrunken werden, denn der Flüssigkeitsbedarf steigt mit zunehmendem Alter eher an. Ist es heiß, muss mehr getrunken werden, denn dann werden große Mengen an Wasser über die Haut verdunstet. Genügend Flüssigkeit gepaart mit mehr Ballaststoffen (z.B. Weizenkleie in Joghurt) unterstützt auch die Verdauung und beugt der im Alter vielfach auftretenden Verstopfung vor.

Im höheren Alter sind viele Menschen beim Essen auf die Hilfestellung von Pflegepersonal oder Angehörigen angewiesen. Hier sollte vermehrt Information, Motivation und Schulung angeboten werden, um Ernährungsfehlverhalten und damit möglicherweise verbundenen Hirnleistungsstörungen entgegen zu wirken.

7.2 Mangelnde Flüssigkeitsaufnahme im Alter

Das Durstempfinden dient der Versorgung des Organismus mit Wasser. Durst entsteht normalerweise, wenn der Körper mehr als 0,5 % seines Gewichts an Wasser verliert oder beim Anstieg der Plasmaosmolarität. Studien haben gezeigt, dass das Durstempfinden im Alter selbst bei gesunden Senioren deutlich reduziert ist. Auch bei Hitzebelastungen ist das Durstempfinden bei Älteren deutlich geringer als bei Jüngeren. Verschiedene Altersveränderungen machen ältere Menschen anfälliger für Störungen des Gleichgewichts zwischen Flüssigkeitsaufnahme und Ausscheidung als jüngere. Das reduzierte Durstempfinden im Alter begrenzt einerseits die Flüssigkeitsaufnahme, die Flüssigkeitsausscheidung ist andererseits durch die verringerte Konzentrationsfähigkeit der Nieren erhöht. Der geringere Körperwassergehalt und die Abnahme homöostatischer Fähigkeiten tragen dazu bei, dass das normale Gleichgewicht durch geringe Auslöser leicht störbar ist. Das Risiko für eine negative Wasserbilanz und Dehydration ist bei alten Menschen damit deutlich erhöht.

Eine geringere Trinkmenge im Alter wird darüber hinaus durch die mangelnde Gewohnheit, sich reichlich an Getränken zu bedienen, begünstigt. Häufig spielen Angst vor nächtlichen Toilettengängen, Angst von Inkontinenz oder der Wunsch, bei Inkontinenz die Urinmenge zu reduzieren, eine Rolle. Schwierigkeiten beim Getränkeeinkauf oder Hilfsbedürftigkeit beim Trinken durch Krankheit oder Behinderungen können weitere Gründe für eine Reduktion der Trinkmenge sein. Vielfach wird die ausreichende Trinkmenge von Pflegepersonen wenig beachtet.

Neben der verminderten Flüssigkeitszufuhr verliert der Körper im Alter auch vermehrt Flüssigkeit durch:

- verringerte Fähigkeit der Nieren, den Urin zu konzentrieren,
- harntreibende Medikamente und/oder Abführmittel,
- Erkrankungen mit hohem Fieber, Durchfall und/oder Erbrechen,
- verstärktes Schwitzen,
- schlecht gelüftete Räume.

7.3 Folgen mangelnder Flüssigkeitsaufnahme

Das reduzierte Durstempfinden im Alter ist für die Flüssigkeitsaufnahme bestimmend und kann drastische gesundheitliche Auswirkungen haben, wenn nicht auf eine reichliche Flüssigkeitszufuhr besonders geachtet wird. Es kommt zu einer Verminderung des Körpergewichtes um bis zu 10 Prozent durch die Flüssigkeitsverluste, was zu Desorientierung, Schwindel, Schwäche, Apathie bis hin zu Bewusstlosigkeit führt. In ganz schweren Fällen können Nieren- und Kreislaufversagen auftreten.

Aus den genannten Gründen ist es wichtig im Alter ausreichend Flüssigkeit aufzunehmen. Menschen, die zu wenig Flüssigkeit aufnehmen, können an einer Austrocknung der Gewebe leiden und erschweren den Nieren die Aufgabe, Stoffwechselprodukte wie zum Beispiel Harnstoff und Harnsäure auszuscheiden. Verbleiben diese aber in zu hohen Konzentrationen im Blut, können Müdigkeit, Abgeschlagenheit, Verwirrung oder Vergesslichkeit, ja sogar Vergiftungserscheinungen die Folge sein.

Zu großer Durst kann aber auch ein Warnsignal für eine beginnende Zuckerkrankheit sein. Daher muss dem Arzt sofort mitgeteilt werden, wenn unter einem heftigen und häufigen Durstgefühl gelitten wird, damit die Ursache geklärt werden kann.

7.4 Getränke und Animation

Wenn das Trinken an sich zelebriert wird, eignet es sich besonders gut, die Patienten zu stimulieren. So kann beispielsweise der Kaffee direkt auf der Etage gekocht werden, damit die Patienten morgens von seinem Geruch geweckt werden. Auch die Zubereitung von Tee mit frischen Kräutern kann durch seine aromatischen Düfte zum gemeinsamen Beisammensein und Trinken animieren. Zu diesem Zweck könnte beispielsweise ein kleines Café auf der Etage eingerichtet werden. Eine weitere Idee im Bereich der Trinkstimulation ist das frische Pressen von Säften auf der Abteilung. Schon durch den visuellen Aspekt können die Patienten zum Trinken verführt werden.

Beispielsweise müssen Nahrung und Getränke erkennbar und unübersehbar angeboten werden, wenn der Vergesslichkeit ein Schnippchen geschlagen werden soll. Das Nahrungsangebot muss auf die speziellen Bedürfnisse (höherer Vitamin- und Mineralstoffgehalt, leichte Kau- und Schluckbarkeit) abgestimmt sein.

Die Verwendung von unzerbrechlichem Geschirr mit Saugvorrichtung, umsichtiges Vermeiden von Störungen während des Essens und aktives In-die-Hand-Legen von Besteck sind mögliche Hilfen zur Selbsthilfe.

Idee für die Praxis: Es sollte für den Bewohner schon am Morgen ein großes Glas Tee oder ein Gals Wasser bereitgestellt werden. Aus einem Video von Mary Marshall, Sterling, stammt die Idee, Becher oder Tassen mit Nummern zu bekleben. Morgens startet der Bewohner mit Tasse 1, dann Tasse 2 usw. So bleibt immer übersichtlich, wieviel der Bewohner getrunken hat.

7.5 Umstellung des Trinkverhaltens

Oft genügt schon eine Umstellung der Ernährung und des Trinkverhaltens, damit eine Mangelversorgung nicht zur Ursache für Vergesslichkeit wird. Vermehrter Konsum von Früchten, Gemüsesorten und ballaststoffreichen (Vollkorn-)Getreideprodukten stärken das Immunsystem und verhindern bzw. verzögern Krankheiten im Alter.[12]

Geeignete Getränke

Wasser ist das beste und billigste Getränk. Unser Leitungswasser wird ständig auf Keimgehalt und Schadstoffbelastung überprüft und kann in den meisten Teilen des Landes unbesorgt getrunken werden. Auch stilles Wasser und Mineralwasser sind bestens geeignet, den Durst zu stillen bzw. den Flüssigkeitsbedarf zu decken.

Wer Wasser ohne Geschmack nicht gerne trinkt, kann auf aromatische Aufgüsse von Kräuter- und Früchtetees oder auch auf Schwarztee und Kaffee zurückgreifen.

... und noch etwas zum Kaffee

Vor wenigen Jahren noch warnten bedeutende Mediziner vor dem Folgen des Kaffeegenusses. Heute steht fest: Kaffee für sich genommen nützt der Gesundheit. Mäßige Kaffeetrinker erkranken seltener an Herzleiden, das zeigte eine Studie der Universität Dundee (Schottland). Bis drei Tassen am Tag schützen laut einer US-Studie vor Gallensteinen. Für manche Menschen, wie Patienten mit zu niedrigem Blutdruck, wird Kaffee wegen seiner anregenden Wirkung sogar ausdrücklich empfohlen. Kaffee verstärkt einige Zivilisationssünden in ihrer Wirkung. Dafür zwei Beispiele:

Die meisten Menschen trinken zuwenig Flüssigkeit. Kaffee (wie auch Alkohol) deckt diesen Bedarf nicht, sondern verursacht im Gegenteil eine zusätzliche Entwässerung des Körpers durch Anregung der Nierentätigkeit. Für jede Tasse Kaffee sollte ein zusätzliches Glas Mineralwasser oder Fruchtsaft getrunken werden.

Die Kombination von Nikotin und Koffein putscht den Körper auf. Wer aus gesundheitlichen Gründen vorsichtig sein muss, greift zu einer Sorte mit vermindertem Koffein- und Bitterstoffgehalt.

Ob koffeinhaltige Getränke geeignet sind, sagt der Arzt.

Milch gilt als flüssiges Lebensmittel. Täglich ein ¼ bis ½ Liter ist für eine gute Eiweiss-, Vitamin- und Mineralstoffversorgung ideal – denn Milch und daraus hergestellte Produkte sind auch im höheren Alter für eine gute Calciumversorgung (wichtig für die Knochenstabilität) unerlässlich. Mehr sollten man davon aber nicht trinken, denn Milch enthält auch sehr viel Energie.

Fruchtsäfte aus Kern- oder Steinobst, Beeren, Trauben oder Zitrusfrüchten sollten verdünnt getrunken werden. Sie enthalten beachtliche Mengen an Vitaminen und Mineralstoffen. Vor allem Säfte aus Zitrusfrüchten und Johannisbeersüssmoste können wesentlich zur Vitamin C-Versorgung beitragen. Verdünnen Sie Fruchtsäfte wegen ihres hohen Zuckergehalts möglichst stark!

Suppen

Suppen sind bei alten Menschen sehr beliebt. Im Heim und zu Hause sollte man sich eine kleine Suppe auch als Zwischenmahlzeit gönnen (kalte fettlose Gemüsebouillon oder eine feine sämige kalte Kartoffelsuppe).

Alkohol wie Bier, Wein und Most können in geringen Mengen kreislaufanregend und belebend wirken. Aber: Frauen sollten nicht mehr als täglich 20 g, das entspricht 1 Glas Wein oder Bier, Männer nicht mehr als 40 g Alkohol aufnehmen.

Ungeeignete Getränke

Limonaden sind gezuckerte, aromatisierte, kohlensäurehaltige Getränke. Ihr Zuckergehalt liegt bei etwa 10 %. Im Gegensatz zu den Fruchtsäften ist jedoch der Vitamin- und Mineralstoffgehalt äußerst gering.

Alkohol in größeren Mengen kann schädliche Wirkungen haben, z.B. kann er die Magenschleimhaut angreifen, einen Gichtanfall auslösen oder zur Leberverfettung und -zirrhose führen. Deshalb sollte man sich mit Alkohol sehr zurückhalten. Gleiches gilt auch für Schnäpse oder sonstiges „Hochprozentige", die von älteren Menschen gerne nach dem Verzehr fetter oder sonstiger schwerverdaulicher Speisen getrunken wurden.[13]

7.6 Trinkplan

Täglich sollten 1,5 bis 2 Liter Flüssigkeit über den Tag verteilt getrunken werden.

Tipp: Eine Wasserflasche oder eine große Kanne Tee am Tisch könnte eine Erinnerungshilfe dazu sein, genügend zu trinken.

Große Tassen/Gläser verwenden (der Nutzen ist hier höher, wenn die Aufforderung „1 Glas bitte trinken" formuliert wurde).

Trinkplan

Zum Frühstück	2 Tassen Tee oder Kaffee/Malzgetränk	300 ml
Am Vormittag	2 Gläser Saftschorle oder 2 Mineralwasser	400 ml
Zum Mittagessen	1 Glas Saftschorle oder Mineralwasser 1 Tasse Suppe oder Brühe 1 Glas frisch gepressten Gemüse- oder Obstsaft	200 ml 150 ml
Am Nachmittag	1-2 Tassen Tee oder Kaffee 1 Glas Süssmost oder Mineralwasser Kalte Brühe/Bouillon 1 Glas frisch gepressten Gemüse- oder Obstsaft	150-300 ml 200 ml
Zum Abendessen	1-2 Tassen Tee	150-300 ml
Am Abend	1 Glas Rivella, Mineralwasser, Wein oder Bier 1 Glas frisch gepressten Gemüse- oder Obstsaft	200 ml

Entspricht zusammen einer für Senioren optimalen Trinkmenge von 1750 bis 2050 Millilitern.[14]

8. Fingerfood

8.1 Begriffserklärung

Fingerfood bedeutet die direkte Nahrungsaufnahme von der Hand zum Mund. Fingerfood ist eine leichtverdauliche, vollwertige Kostform. Die Kostform wird in greifbare Stücke geschnitten, so dass der Benutzer sie möglichst einfach in ein bis zwei Bissen zu sich nehmen kann.

8.2 Kulturgeschichte

Eigenartigerweise hat sich in den sogenannten zivilisierten Ländern das Essen mit Besteck äußerst schnell durchgesetzt, wenn man bedenkt, dass auch hierzulande bis vor 300 – 400 Jahren noch von Hand gegessen wurde. „Essen mit Messer, Gabel und Löffel ist wie die Liebe über einen Dolmetscher", betonen hingegen die Inder immer wieder. Um zu essen, verwenden sie weder Besteck noch Stäbchen, sondern ausschließlich ihre rechte Hand. Für die Inder ist der direkte Kontakt zu den Speisen lust- und bedeutungsvoll. Die linke Hand gilt für Essenszwecke als unrein und darf demzufolge keine Speisen berühren. Beide Hände werden vor und nach dem Essen gewaschen.

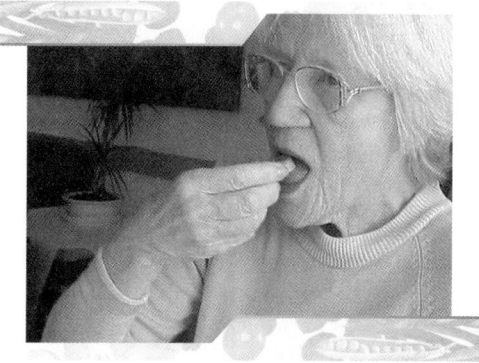

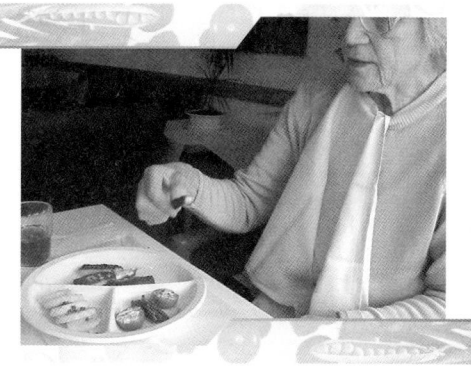

Von der Konsistenz her eignen sich viele Gerichte nur schlecht zur Einnahme mit der bloßen Hand. Durch geeignete Auswahl der Speisen sowie durch Kombination mit Reis und Fladenbrot – Chapati genannt – gelingt die bestecklose Einnahme trotzdem. Dazu sagt eine alte Volksweisheit: „Das Essen sollte zuerst mit den Augen, dann mit den Fingern, nachher mit dem Mund, der Zunge, und schließlich geschmacklich gekostet werden".

Gute „Handesser" achten darauf, dass die eigentliche Handfläche sauber bleibt und nur mit Daumen und den ersten zwei Fingern gegessen wird. Schlürfen ist ein Zeichen dafür, dass das Essen besonders gut schmeckt, ebenfalls eine Angewohnheit, die in unseren Kulturkreisen verpönt ist.

8.3 Fingerfood als ethische Frage

Die Idee von Fingerfood hat grundsätzlich etwas Verlockendes wie auch Verbotenes an sich. Vielleicht ist das Verlockende daran das wunderbare Gefühl, sich über die Regeln hinwegzusetzen, mit denen man aufgewachsen ist („Iss' nicht mit den Fingern!"). Problematisch ist die Idee, weil man in unserer Kultur schon seit einiger Zeit mit Besteck isst und das Essen ohne Besteck Kleinkindern vorbehalten ist. Dem ist entgegenzusetzen, dass andere Kulturen auch heutzutage noch von Hand essen und dadurch eine zusätzliche lustvolle Sinnesempfindung erleben. Snacks, Brot, Trockengebäck, Obst usw. werden aber auch in unseren Breitengraden selbstverständlich ohne Hilfsmittel eingenommen und außerdem bedarf die grundsätzliche Wichtigkeit der Nahrungsaufnahme keiner Spielregeln.

Essen von Hand mag für viele unserer Kulturmitglieder einen unangenehmen Nebengeschmack haben. So mag das Essen von Hand als unzivilisiert gelten, und gerade alte Menschen, die schon manche ihrer Fähigkeiten verloren haben, sollen nicht dazu genötigt werden, diese kulturelle Errungenschaft des Besteckessens mit unzivilisiertem Fingeressen ersetzen zu müssen. Es stellt sich andererseits die Frage, ob das Fingeressen nicht dem Füttern durch andere vorgezogen werden sollte. Außerdem kann durch das Betasten der Speisen ein weiterer Sinn gefördert werden, was zu einer Bereicherung der Lebensqualität des kranken Menschen führen kann.

8.4 Fingerfood für demente Menschen

Die Größe, Konsistenz und Qualität von Fingerfood muss den noch verbliebenen Fähigkeiten der Hand – beziehungsweise der Finger – des Patienten angepasst werden. Die kleinen Fingerhappen müssen so zubereitet werden, dass sie mit einem Handgriff aufgenommen werden können. Sie dürfen nicht größer sein als höchstens zwei Bissen. Da man

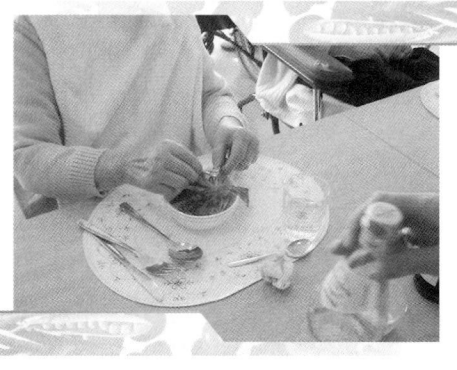

die Häppchen von Hand greift, dürfen sie nicht zu heiss, zu klebrig, zu weich, zu hart oder zu brüchig zubereitet werden.

Qualität:

Bei der Verarbeitung/Veredelung von Lebensmitteln werden eine oder mehrere Qualitäten der Kost verbessert. Die Produktqualität definiert sich durch die Inhaltsstoffe (innere Werte) und die Eignung (äußere Werte = Farbe, Beschaffenheit). Bei der Produktqualität stehen ökologische und ökonomische Kriterien im Vordergrund. Die Qualität der zubereiteten Speisen muss hochwertig und von einwandfreier Beschaffenheit sein. Folgende Punkte sind zu beachten:

Sensorik:

Farbe, Aussehen, Duft und Geschmack sowie die Zubereitung und Präsentation sind entscheidende Qualitätsmerkmale eines Lebensmittels, die den Genuss ausmachen.

Nährwert:

Durch eine optimale Kombination der Zutaten kann der Nährwert dem ernährungsphysiologischen Bedarf entsprechen. Möglichst hochwertige Lebensmittel (frische Bioprodukte) und schonende Zubereitungsmethoden sind zu wählen, um einen optimalen Nährwert zu gewährleisten.

TEIL II
PRAKTISCHER TEIL

1. Umfeld des Projekts

Das Krankenheim Sonnweid in Wetzikon betreut ausschließlich verwirrte Menschen. Darum ist Verwirrtheit hier nicht nur akzeptiert, sondern geradezu Programm. Stark Verwirrte und Desorientierte leben in betreuten Kleingruppen. Ein Heim – und damit meinen wir ein Zuhause – das sind nicht nur vier Wände und ein Dach überm Kopf. Im Pflegebereich schon gar nicht: Formen, Farben, Materialien tragen wesentlich zum Wohlbefinden im Krankenheim Sonnweid bei.

In den Wohngruppen lässt es sich gut leben. Die Aufgaben des Alltags und den Haushalt nicht mehr selber, aber gemeinsam mit den anderen Mitgliedern der Wohngruppe meistern zu können, ist ein wichtiges Ziel der Mitarbeiter des Krankenheims Sonnweid. Noch gebraucht werden. Diese äußert professionelle Ausrichtung auf schwer und schwerst demente Menschen war für mein Projekt Essen als basale Stimulation die Herausforderung schlechthin. Hier mit dem Essen Grundstimulation zu erzeugen und aufzuzeigen, dass Gerüche, die durch das Zubereiten von bekannten Speisen bzw. Lebensmitteln entstehen, Erinnerungsbilder hervorrufen, war für mich die Herausforderung.

Das Alters- und Pflegeheim Kühlewil bei Bern betreut 160 Heimbewohner in unterschiedlichen Lebenssituationen. Das Heim hat eine über 110 jährige Geschichte. Aus einem ehemaligen Armenhaus mit einem großen Landwirtschaftbetrieb hat sich ein modernes Alters- und Pflegeheim entwickelt. Viele Heimbewohner sind auch heute noch in tägliche Aufgaben und Arbeitsabläufe integriert. Das Heim bot für das Projekt „Essen als basale Stimulation" ein anderes Umfeld – eine andere Aufgabenstellung.

Im Alters- und Pflegeheim Kühlewil wollte ich mein Projekt „Essen als basale Stimulation" in einem anderen Umfeld überprüfen. Da hier nicht vorrangig demente Menschen wohnen, sondern verschiedene alte Menschen mit unterschiedlichen Defiziten leben, bot sich hier eine andere Aufgabe rund um die Versorgung von alten Menschen. Ich danke den Mitarbeiter/Innen des Pflegeheims Kühlewil und dem Heimleiter Martin Messerli für die Unterstützung.

Umgebung und Entwicklung des Projekts

Primär führte ich mein Projekt im Krankenheim Sonnweid durch. Begonnen hat alles mit einer Beratung, die ich für das Heim machte. Mir wurde aufgetragen, eine Bestandesaufnahme des Verpflegungsbereiches aufzunehmen.

In meinen danach erarbeiteten Verbesserungsvorschlägen hielt ich den IST-Zustand fest und skizzierte den SOLL-Zustand. In gemeinsamen Diskussionen hat sich herauskristallisiert, dass gerade im Verpflegungsbereich von demenzkranken Menschen fördernde Konzepte fehlen. Besonders bei dementen Menschen, die oftmals in einer starken Selbstversunkenheit leben, darf keine Möglichkeit der Kommunikation außer Acht gelassen werden.

Daher sollte der Versuch unternommen werden, durch das Medium Essen/Essensaufnahme mit dem Patienten zu kommunizieren. Der Heimleiter Michael Schmieder beauftragte mich mit der Umsetzung des Projekts Basale Stimulation in der „Oase", einer bestimmten Station des Heimes, wo schwerst demente Menschen (in der Welt der kognitiven Schutzlosigkeit nach Chr. Held[15] – siehe dazu das Model auf S. 24) in einem Mehrbettzimmer leben.

Zusätzlich führte ich parallel zum Krankenheim Sonnweid eine Schulung im Alters- und Pflegeheim Kühlewil durch, ebenfalls zum gegebenen Thema.

Das Krankenheim Sonnweid verfügt über ein sehr sensibilisiertes und aufmerksames Pflegeprogramm im Bereich der Demenz. Daher hat mich der Vergleich mit einem Heim interessiert, welches mit herkömmlichen Pflegekonzepten operiert. Ich entschied mich für das Alters- und Pflegeheim in Kühlewil, in welchem insgesamt 170 Patienten betreut werden und die demenzkranken Menschen mit den anderen Patienten zusammenleben.

Während ich im Sonnweid das ganze Projekt begleitete, führte ich in Kühlewil lediglich eine Schulung durch und veranstaltete ein Probekochen auf einem Zimmer; der restliche Teil des Projekts wurde vom Pflege- und Küchenpersonal selbständig durchgeführt.

2. Schulung der Mitarbeiter

Um das Projekt der basalen Stimulation umzusetzen, musste zunächst die Verpflegung im Bereich der dementen Menschen beobachtet werden. Daraufhin würden gegebenenfalls neue Wege der Verpflegung zu entwickeln sein.

In einer eintägigen Einführung wurde das Pflege- und Küchenpersonal der beiden Heime ausführlich über das Ziel und den Zweck dieses Projekts informiert. Wichtig waren hier primär die Fragen der Lebensqualität und der Esskultur der Heimbewohner sowie die Definition der basalen Stimulation (Näheres zu diesen Themen ist im theoretischen Teil zu finden).

Am Einführungstag führten wir an uns verschiedene Tests durch, um unsere Sinne im Einzelnen zu beobachten. So wurde beispielsweise untersucht, wie sich ein Geschmack entfaltet, wenn er nur gerochen wird, das heisst, wenn der bildliche und geschmackliche Eindruck fehlen. Weiter haben wir bestimmte Esswaren nur visuell betrachtet, und – am interessantesten – blind und ohne Geruchswahrnehmung nur auf der Zunge getestet. Bei diesem Experiment konnten wir eine wichtige Erfahrung machen: das Fühlen mit der Zunge eines Rädchens Salami hat bei vielen der Teilnehmer Ekel hervorgerufen. Frischer, lauwarmer, pürierter Schweinebraten haben zwei der Teilnehmer dermaßen schlecht auf ihrer Zunge vertragen, dass sie ihn gleich wieder ausgespuckt haben. Andere Nahrungsmittel wie zum Beispiel Frischteis wirkten bei den Teilnehmern angenehm auf der Zunge und wurden oft auch erkannt. Mittels dieser Experimente wurde dem ganzen Personal bewusst, wie wichtig es ist, zu wissen, was man isst. Hat man nämlich plötzlich etwas Unbekanntes auf der Zunge, kann das schnell Ekel hervorrufen. Daraus zogen wir die Konsequenz, dass es unumgänglich ist, dem Patienten mitzuteilen, was ihm gereicht wird; sei dies durch Worte oder durch das Zeigen der Esswaren.

Mit diesen Tests bezweckten wir, ein größeres Verständnis für die demenzkranken Menschen zu entwickeln und uns die Welt aus ihrer Perspektive vorstellen zu können. Außerdem konnten wir so an uns selbst die Wirkung von verschiedenen Gerüchen oder püriertem Essen untersuchen.

Kost, die in Form gebracht wird – Definitionen

Auszug aus „Der Heimkoch" M. Biedermann, A. Hoffmann 2005

Definition von Fingerfood

Fingerfood bedeutet die direkte Nahrungsaufnahme von der Hand zum Mund.

Fingerfood ist eine leichtverdauliche, vollwertige Kostform. Die Kostform wir in „greifbare" Stücke geschnitten, so das der Benützer dies möglichst einfach in ein bis zwei Bissen zu sich nehmen kann.

Definition von mundgerecht geschnittenem Essen

Die Lebensmittel werden so weich gekocht und fein geschnitten, dass nur ein Minimum manueller Tätigkeit (schneiden fällt weg) notwendig ist. Basiert auf der Grundlage einer leichten Vollkost.

Definition von püriertem Essen

Die Lebensmittel werden so knapp auf den Garpunkt gekocht und püriert, dass nur ein Minimum an Kaufähigkeit notwendig ist. Basiert auf der Grundlage einer leichten Vollkost.

Definition von passiertem Essen

Die Lebensmittel werden frisch knapp auf den Garpunkt gekocht, zerkleinert und fein passiert. Es dürfen keine spürbaren Rückstände mehr in den Gerichten sein (schmelzige Konsistenz). Basiert auf der Grundlage einer leichten Vollkost.

Definition von flüssig zubereitetem Essen

Die flüssige Kost ist eine leichtverdauliche, kalorienreiche Kost und ist durch ein Röhrchen trinkbar. Basiert auf der Grundlage einer leichten Vollkost, muss meistens nährstoffbilanziert werden.

Püriertes Essen

Das Thema „püriertes Essen" wurde zu einem zentralen Diskussionspunkt während der Schulung. Man muss bedenken, dass das pürierte Essen meistens im Laufe des morgens aus Resten hergestellt wird. Oftmals wird das Gemüse dermaßen lange gekocht, bis es völlig weich ist und keine Vitamine mehr hat. Bis das pürierte Essen schließlich serviert wird, wird es warmgehalten und verliert so nicht nur seine Farbe, sondern auch seinen eigentlichen Geschmack, seinen Geruch und natürlich den Nährwert.

Meiner Meinung nach ist solches püriertes Essen lebensgefährlich! Man bedenke, dass die Patienten, die die Nahrung in pürierter Form aufnehmen müssen, meistens nur wenig essen. Dieses Wenige, das sie täglich zu sich nehmen, wurde auch noch seiner Qualität beraubt. Zudem weckt solches Essen nicht gerade den Appetit! Daher plädiere ich dafür, das pürierte Essen erst kurz vor dem Servieren zuzubereiten, es aus qualitativ hochstehenden Lebensmitteln herzustellen und nicht ganz gar zu kochen, da sich sonst alle Vitamine verflüchtigen.

„La Dolce" – die süssen Verführungen

Definition

Alle Gerichte werden grundsätzlich süsslich abgeschmeckt. Der bitter, saure, eher gesalzene Geschmack wird auf süsslich abgeleitet.

Geschmackssinn (Gustatorik) ist ein chemischer Sinneseindruck, der bei Säugetieren über die Zunge vermittelt wird. Die Rezeptoren für die Geschmacksqualitäten sind auf den so genannten Geschmackspapillen angesiedelt, welche annähernd gleichmäßig über die Oberseite der Zunge verteilt sind.

Der Mensch unterscheidet die fünf Grundqualitäten

- süss
- sauer
- salzig
- bitter
- umami (jap. "fleischig und herzhaft")

Der letzte Geschmack (umami) wurde erst Anfang des 20. Jahrhunderts identifiziert und soll besonders eiweißreiche Nahrungsmittel anzeigen (Aminosäuren). Der so genannte Geschmacksverstärker Glutamat vermittelt den umami Geschmack sehr konzentriert.

Daneben gibt es noch die Nebenqualitäten

- alkalisch
- metallisch

Ziel von „la Dolce" dem süssen Essen

Mit dem Zubereiten von süssen Gerichten, nicht nur Desserts oder bekannte „süsse Gerichte", sondern auch solche Speisen, die normalerweise salzig zubereitet werden, können wir auf die Abneigung der Qualitäten sauer, bitter, salzig der dementen Bewohner adäquat reagieren. Wir kochen sämtliche Speisen mit einer leichten süsslichen Note, damit der Bewohner auch die gesalzenen/sauren Speisen besser annimmt.

Bei welchen Indikationen wird das Konzept „La Dolce" angewandt?

Für Menschen, die bittere, gesalzene, saure Speisen ablehnen oder nicht mehr gut annehmen.

Für alle diejenigen, die süsses/süssliches Essen bevorzugen.

Ernährungsprinzip

Die Lebensmittel werden entsprechend süss zubereitet und entsprechend angerichtet.

Die Lebensmittelauswahl und -zubereitung richtet sich nach dem Rahmen der leichten Vollkost.

Die Wochenmenuplanung richtet sich nach den Kriterien: Abwechslung in Farbe, Geschmack und Präsentation.

Die Portionengrösse der Speisen werden dem Bewohner angepasst, wenig garniert und appetitanregend serviert.

Zubereitung

Die Gerichte werden von den herkömmlichen Menüs abgeleitet und entsprechend süsslich abgeschmeckt.

Beispiele: Schweinebraten mit Apfelmus, „Schnitz und Drunter",. Himmel und Ärd" , Blut- und Leberwurst mit Apfelkompott, Geschnetzeltes mit Früchten, Fischfilets mit einer leichten Vanillesauce etc.

Zur Deckung der mehrfach ungesättigten Fettsäuren (MUFS) mindestens 10 – 15 g hochwertiges Pflanzenöl pro Tag unter die Speisen mischen.

3. Untersuchungen zum Essen/Essen reichen

3.1 Essen reichen

Bei schwer dementen Menschen gehört das Essen reichen zum Alltag, da sie oftmals nicht mehr über die nötige Fingerfertigkeit verfügen, die Nahrung selbständig zu sich zu nehmen. Wie bereits im theoretischen Teil besprochen, kann eine solche Nahrungsaufnahme auf Seiten der Pflege wie auch auf Seite des Patienten zu Problemen führen. Um diese Problematik zu untersuchen, ließ ich das Pflegepersonal meiner beiden „Projektheime" einen Fragebogen ausfüllen. Die Fragen, Antworten und deren Auswertung sollen nun präsentiert werden.

3.2 Pfleger und ihr Verhältnis zum Essen reichen

Mittels eines Fragebodens wurden 11 Pfleger beider am Projekt beteiligten Heime über ihr Verhältnis zum Essen reichen bei Patienten befragt. Die Pfleger befinden sich in verschiedenen Stadien ihrer Berufsausführung – einige der Befragten sind bereits erfahrene Profis, während andere noch die Ausbildung absolvieren.

Selbstverständlich kann diese Umfrage keine Allgemeingültigkeit beanspruchen, da zu wenig PflegerInnen befragt worden sind. Sie kann aber dazu dienen, einen interessanten Einblick in den Umgang mit dem Essen reichen zu bieten sowie Tendenzen aufzeigen.

3.3 Fragen und Antworten

1. Wie oft kommt es pro Woche durchschnittlich vor, dass sie Patienten das Essen reichen?

Die befragten PflegerInnen reichen den Patienten das Essen zwischen 2–16 mal wöchentlich, durchschnittlich 10 mal.

2. Nach welchen Kriterinen entscheidet es sich, welcher Pflegende dem Patienten das Essen reicht?

Bei allen Befragten wird das Essen reichen nach Dienstplan geregelt, nur zwei gaben an, dass man sich manchmal auch noch mit den anderen Mitarbeitern abspricht.

3. Können Sie mir beschreiben, wie Sie üblicherweise bei dieser pflegerischen Tätigkeit vorgehen?

Einige PflegerInnen berichteten, dass sich die Vorgehensweise zwischen den verschiedenen Patienten und den Mahlzeiten unterscheide. Die anderen beschrieben mehr oder weniger das gleiche Vorgehen:
    a) Begrüßung
    b) Patient aufsetzen, wenn er im Bett liegt
    c) Serviette/ev. Serviette mit Serviettenkettchen umhängen
    d) Essen abdecken
    e) Essen eingeben.

Verschiedene Pfleger merkten an, dass sie während des Essen reichens mit den Patienten sprechen, sie animieren, Rückmeldungen zum Essen zu machen und auch versuchten, die Selbständigkeit des Patienten zu fördern (beispielsweise durch selbständiges Trinken).

4. Welche Hilfsmittel werden beim Essen reichen verwendet?

Schnabelbecher, Trinkhalme, Unterlage, Serviette, Suppenlöffel, Essring, Becher mit Haltegriffen. Bei vielen Patienten ist es unumgänglich, das Essen püriert zu verabreichen.

5. Kennen Sie Handgriffe, die beim Essen reichen als Hilfsmittel dienen, und verwenden Sie diese Hilfsmittel auch selber?

Einige Pfleger gaben an, dass eine gute Haltung des Patienten und geeignete Utensilien (beispielsweise Besteck mit Gummigriffen) von Vorteil seien. Die meisten meinten aber, dass sie keine speziellen Handgriffe beim Essen reichen benutzen.

6. Haben die Patienten, denen Sie das Essen reichen, ihr Essen selber ausgewählt?

Die meisten Befragten beantworteten diese Frage mit einem nein. Einige erwähnten aber, dass der Patient jedes Jahr sein Gebutstagsmenü auswählen könne. Eine Pflegerin gab an, dass die Patienten mittags die Möglichkeit hätten, zwischen zwei Menüs auszuwählen und dass sie abends meist frei wählen können.

7. Reichen Sie Patienten gerne das Essen an?

Die PflegerInnen beantworteten diese Frage mit einem fast einstimmigen ja. Das Essen reichen sei eine willkommene Abwechslung zum Pflegealltag, man dürfe sich hinsetzen und sich Zeit nehmen, teilten fast alle mit. Nur eine einzige Pflegerin gibt das Essen nur „manchmal" gerne ein.

8. Haben Sie sich auch schon Ekelgefühle gehabt beim Essen reichen?

Größtenteils haben die PflegerInnen keine Ekelgefühle beim Essen reichen. Einige gaben an, dass es sie nur dann ekle, wenn die Patienten erbrechen. Eine Pflegerin sagte, dass sie Mühe damit habe, wenn die Patienten nicht mehr richtig essen können und dann alles verschmiert sei.

9. Können Sie mir eine Situation beschreiben, wo Sie das Essen gereicht haben, welches Ihnen in guter Erinnerung ist?

Viele PflegerInnen können sich nicht an ein spezielles Ereignis erinnern. Sie gaben aber an, dass es sie freue, wenn der Patient Appetit habe und alles verspeise. Eine einzige Pflegerin wusste von einem bestimmten Erlebnis zu erzählen: Sie hatte den Auftrag, einem ziemlich „aggressiven" Patienten das Essen zu reichen. Meistens habe er das Essen verweigert und den Mund krampfhaft geschlossen. Da kam sie eines Tages auf die Idee, der neunzigjährigen Zimmergenossin des Patienten das Essen reichen zu überlassen. Diese hatte großen Erfolg und der sonst sperrige Patient aß den ganzen Teller leer. Die Pflegerin hat dieses Erlebnis als sehr lustig und wichtig empfunden.

10. Können Sie eine Situation schildern, wo Sie einem sterbenden Patienten das Essen gereicht haben?

Größtenteils gaben die PflegerInnen an, dass sterbende Patienten meist gar nichts mehr essen. Alles, was sie noch tun können, sei etwas zu trinken zu geben oder die Lippen zu befeuchten. Ein Pfleger sagte, dass beim Essen reichen einmal ein Patient gestorben sei.

11. Was haben Sie dabei gefühlt?

Einige PflegerInnen beantworten diese Frage nicht. Andere sagten, dass sie Hilflosigkeit, Ohnmacht oder Mitleid verspüren, wenn sie sich in einer solchen Situation befinden.

12. Wie reagieren Sie, wenn Patienten die Nahrungsaufnahme verweigern bzw. ablehnen?

Hier berichteten alle Pflegenden, dass sie den Willen des Patienten akzeptieren und ihn nicht zum Essen zwingen können oder wollen. Einige sagten weiter, dass sie vorerst aber doch noch versuchten, den Patienten zum Weiteressen zu animieren und auch, dass es ihnen Sorgen bereitet, wenn der Patient nicht essen will, da er so seine Gesundheit gefährde.

13. Was haben Sie dabei gefühlt und was haben Sie gedacht?

Die PflegerInnen lassen den Patienten ihren Willen. Einige gaben als Antwort an, dass sie denken, dass der Patient keinen Hunger hat oder dass ihm das Essen nicht schmeckt. Ein Pfleger sagte, dass er sich fragt, worin wohl die Ursache liegt, wenn der Patient nichts essen will.

14. Wie äußert sich bei Ihnen ein stressreicher Stationsalltag auf die pflegerische Handlung des Essen reichens?

Die meisten PflegerInnen gaben hier an, dass der Patient bei Stress weniger Aufmerksamkeit erhält und ein Pflegender auch oft mehreren Patienten gleichzeitig das Essen reiche. Zwei Pflegerinnen aber sagten, dass sie sich beim Essen reichen immer genügend Zeit nehmen und es auch an stressigen Tagen eine entspannende Abwechslung sei.

15. Haben Sie das Essenreichnen schon mal frühzeitig abgebrochen, obwohl es den Anschein hatte, dass der Patient noch mehr gegessen hätte?

Viele Pflegende beantworteten diese Frage mit einem nein. Einige gaben aber zu, dass sie bei Patienten, die sehr langsam essen, auch schon vorzeitig mit dem Esseneingeben aufgehört haben.

3.4 Auswertung

Interessant ist, dass eigentlich alle Pflegenden mitgeteilt haben, dass der Arbeitsplan darüber entscheidet, wer wem wann das Essen reicht. Dies ist insofern ein Vorteil, weil jeder Pflegende somit Kontakte zu jedem Patienten hat. Diese Strukturierung bringt aber auch Nachteile mit sich. So bietet gerade das Essen reichen Platz für eine zwischenmenschliche Beziehung zwischen Patient und Pfleger. Ist der Pfleger, der dem Patient das Essen reicht, jedoch immer ein anderer, kann sich kein Vertrauensverhältnis aufbauen, da der Patient nicht die Möglichkeit hat, sich an eine bestimmte Regelmäßigkeit zu gewöhnen. So stellt sich hier die Frage, ob nicht derselbe Pfleger sich immer dem selben Patienten annehmen sollte?

Die meisten PflegerInnen bestätigten meine Annahme, dass die Patienten ihr Essen nicht – oder zumindest grundsätzlich nicht – selber auswählen können. Dies ist verständlich, wenn man die Situation der Küche bedenkt, die nicht auf jeden Wunsch der Heimbewohner individuell eingehen kann. Hier ist aber zu bedenken, dass gerade durch eine solche Auseinandersetzung mit dem Essen (Auswählen des Menüs) der Patient zum Essen – vielleicht sogar zum selbständigen Essen – animiert werden könnte. Hier sollte in jedem Falle zumindest ein Mittelweg gefunden werden, um den Patienten in die Menüplanung miteinzubeziehen.

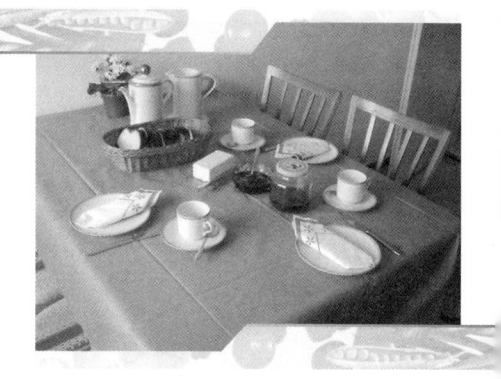

Auffällig ist weiter, dass die meisten Pfleger das Essen reichen als eine angenehme Beschäftigung empfinden. Es stellt sich die Frage, ob dies eine angenehme Beschäftigung ist, weil die Pfleger während dieser Zeit sitzen und sich etwas ausruhen können oder weil sie eine zwischenmenschliche Beziehung zwischen dem Pflegenden und dem Patienten bedingt, fördert und fordert. Auch wenn der wesentliche Grund die Zeit zum Ausruhen ist, so ist trotzdem damit zumindest die Chance zur Kommunikation und zwischenmenschlicher Begegnung gegeben.

Bedeutsam erscheint, dass praktisch kein Pflegender von einem positiven Ereignis im Bereich des Essen reichens berichten konnte. Gerade hier wird doch eine Plattform für einen Austausch geboten, der Erwähnenswertes beinhalten sollte. Erfreulich ist hingegen der Bericht der jungen Pflegerin, die sich spontan dazu entschieden hat, der neunzigjährigen Heimbewohnerin das Essen reichen zu überlassen.

Besonders wichtig sind auch die Antworten, die die Gefühlsebene der Pflegenden betreffen. Hier fiel auf, dass die meisten Befragten gänzlich auf eine Antwort verzichtet haben. Dies zeigte, dass der persönliche Bezug der Pflegenden zu den Patienten fehlt oder nicht formuliert werden kann. Nur ein einziger Pflegender stellte sich beispielsweise die Frage, warum denn der Patient nicht essen will. Dabei empfinde ich diesen Gedanken als einen der zentralsten. Oftmals ist es nämlich so, dass ein Patient nicht aus mangelndem Hunger nicht essen will, sondern weil psychisch etwas nicht in Ordnung ist. Dies ist ein sehr wesentlicher Aspekt, der von den Pflegenden unbedingt zu berücksichtigen ist.

Sehr positiv empfunden wurden die Antworten der zwei Pflegerinnen zur letzten Frage, die bestimmt mitteilten, dass sie sich beim Essen reichen grundsätzlich immer Zeit nehmen, selbst wenn der Tag stressig ist.

Aufgrund dieser Schlussfolgerungen kamen wir während der Schulung zum Vorsatz, zukünftig die Tagesform/Stundenform der Heimbewohner individuell zu berücksichtigen. So wurde es zur Aufgabe der Pflege und gleichermaßen auch der Küche, täglich zu prüfen, in welcher Verfassung sich der Patient an diesem Tag befand. War er fit und scheint es, als hätte er einen guten Tag, wurde gewagt, ihm auch einmal gewürfeltes Fleisch statt immer püriertes anzubieten. Mit diesem Konzept konnten wir verschiedene Erfolge verzeichnen. Auch Patienten, die ausschließlich püriert essen, nahmen ab und zu einen Bissen Festes zu sich.

4. Kochen am Bett demenzkranker Menschen

4.1 Vorwort

Wie bereits erwähnt, war der Kern des Projekts die Stimulation mittels des Geruchsinnes. Die Entscheidung für die Stimulation dieses Sinnes wurde getroffen, da festgestellt wurde, dass gerade Düfte Lockstoffe aussenden, die augenblicklich zu stimulieren vermögen. Durch den Geruch eines köstlichen Essens werden unsere Speicheldrüsen aktiviert und der Appetit steigt (beim Riechen eines guten Geruchs läuft uns ja bekanntlich gerne „das Wasser im Mund zusammen"). Es spielt aber offensichtlich auch eine Rolle, mit welchen Gerüchen man jemanden zu locken versucht. So reagiert ein alter, demenzkranker Mensch 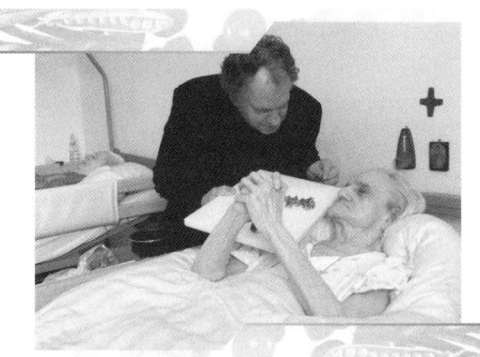 ganz anders auf den Geruch von gebratenen Zwiebeln als auf Curry (siehe Kapitel „Essbiografie"). Das Animieren durch Gerüche wurde anhand von Kochen am Bett umgesetzt. Parallel dazu entwickelten sich weitere basale Stimulationen, auf welche später noch genauer eingegangen wird.

4.2 Riech- und Schmecksinn

Wie bereits im Kapitel über Riech- und Schmeckstörungen erläutert, trägt der Geruchsinn zur Wahrnehmung von Geschmack bei. Deshalb wurde der Geruch auch als derjenige Sinn ausgewählt, welcher im Projekt Essen als basale Stimulation die zentrale Rolle spielen soll. Dazu kommt der Fakt, dass unser Geruchgedächtnis über ein sehr großes und starkes Erinnerungsvermögen verfügt. Daher vermögen es gerade Düfte besonders gut, uns an Verflossenes zu erinnern.

Duftende Erinnerung

„In Marcel Prousts Roman „Auf der Suche nach der verlorenen Zeit" hilft der Geschmack eines in Tee getauchten Gebäcks dem Erzähler, sich genau an seine Kindheit zu erinnern. Als er nach vielen Jahren zum ersten Mal wieder eine solche Madeleine kostet, fallen ihm plötzlich längst vergessene Einzelheiten wieder ein. Denn das Aroma ist für ihn für immer verbunden mit den sonntäglichen Besuchen bei seiner Tante, die ihm teegetränkten Kuchen anbot.

Erinnern sich auch weniger empfindsame Menschen als der sensible Dichter besser, wenn ein Geschmack oder ein Geruch aus ihrer Vergangenheit sie wieder einholt? Psychologen behaupten das. Doch überprüft haben sie es bisher nur in Experimenten, bei denen die mit dem Geruch verbundene Erinnerung nicht länger als zwei Tage zurücklag. Außerdem kann man bei Versuchen nicht sicher sein, ob die Teilnehmer ihr Gedächtnis nicht vielleicht besonders anstrengen.

Doch vor kurzem zeigten die britischen Psychologen John Aggleton und Louise Waskett, dass Düfte noch Jahre später der Erinnerung nachhelfen können. Sie trieben 45 Leute auf, die schon einmal das Jorvik Viking Centre in New York besucht hatten. Dieses Museum versucht, das York des siebzehnten Jahrhunderts wieder aufleben zu lassen. Dabei sollen sieben Düfte helfen, die über ein Röhrensystem in der Luft verteilt werden. Besonders beeindruckt zeigen sich viele Besucher von dem beissenden Abfallgestank, der die Abort-Abteilung umwabert. Doch auch die Duftnoten „Fischmarkt" und „verbranntes Holz" strömen auf die Besucher ein. Die Forscher legten ihren Probanden im Schnitt fast sieben Jahre nach der Besichtigung Bögen mit Quizfragen zu den einst besichtigten Exponaten vor. Dabei zeigte sich: durften die Getesteten an Flaschen mit den typischen, von einer Spezialfirma hergestellten Gerüchen schnuppern, verbesserte sich ihre Leistung. Statt durchschnittlich neun fielen ihnen nun fast elf richtige Antworten ein. Nicht im Museum vorhandene Düfte wie die von Pfefferminz oder Desinfektionsmittel nützten dagegen nichts.

Offenbar werden Gerüche im Gedächtnis mit den zugehörigen Erinnerungen verbunden. Vor allem mit emotionsgeladenen Düften lässt sich der Erinnerung nachhelfen, vermuten die Autoren. Denn eine Amygdala genannte Hirnstruktur sorgt dafür, dass Gefühle die Erinnerung unterstützen – und sie ist Teil des Riechhirns mit einer direkten Verbindung zum Riech-

kolben der Nase. Proust hätten diese Erkenntnisse wahrscheinlich wenig überrascht. „Aber wenn von einer früheren Vergangenheit nichts existiert nach dem Ableben der Personen, dem Untergang der Dinge", schrieb er, „so werden allein, zerbrechlicher, aber lebendiger, immateriell und doch haltbar, beständig und treu Geruch und Geschmack noch lange wie irrende Seelen ihr Leben weiterführen, sich erinnern, warten, hoffen, auf den Trümmern alles übrigen und in einem unwirklichen winzigen Tröpfchen das unermessliche Gebäude der Erinnerung unfehlbar in sich tragen".[17]

© Psychologie heute, Jochen Paulus, 2000

4.3 Die Bewohner

Für unser Projekt suchten wir Bewohner, die schwer dement waren und kaum mehr auf äußere Reize reagierten. Kriterium war weiter, dass diese Bewohner nur püriertes Essen/flüssige Kostformen zu sich nahmen. Voraussetzung war ebenfalls, dass der Geruchsinn der Patienten noch mehr oder weniger intakt ist, damit er überhaupt durch die Lockstoffe stimuliert werden kann.

In der Oase Sonnweid leben acht schwer demenzkranke Patienten zusammen im offenen Raum. Sie haben die Möglichkeit, nach ihrem eigenen Rhythmus zu leben, das heisst, dass das Essen dann serviert wird, wenn sie danach verlangen (soweit dies noch möglich ist). Zwei Frauen, die sich in einem bereits sehr fortgeschrittenen Stadium der Krankheit befanden, erwiesen sich als geeignete Probanden, da wir uns der großen Herausforderung stellen wollten, gerade sie mit basalen Reizen zu stimulieren.

Im Altersheim Kühlewil zeigten sich vier Frauen als geeignete Probandinnen, die ebenfalls schwer demenzkrank sind. Dort entwickelte sich aber mit zunehmender Dauer des Projekts auch noch eine andere Tendenz: So hatten die Pfleger des Heimes entdeckt, dass das Kochen auf den Abteilungen nicht nur die dementen Patienten, sondern auch die anderen zu stimulieren vermag. So wurde das Projekt auf die ganze Etage auf 22 Patienten ausgeweitet.

4.4 Beobachtungskatalog

Weiter wurde ein Beobachtungskatalog erstellt. Dieser sollte der genauen Untersuchung der Reaktionen der demenzkranken Menschen auf das direkte Kochen am Bett dienen. Hier wiederum beschränkten wir uns auf diejenigen Hinweise, die von bloßem Auge zu erkennen sind. Folgende Fragen waren vom Pflegepersonal zu beantworten:

1. Dreht der Patient den Kopf weg, wenn sich das Essen nähert?
2. Öffnet er den Mund erst bei der Berührung mit dem Löffel?
3. Öffnet er den Mund kaum?
4. Schließt er die Lippen um den Löffel/die Schnabeltasse nicht?
5. Störende Zungenbewegungen?
6. Schluckt der Patient nur verzögert?
7. Schluckt er gar nicht?
8. Verschluckt er sich/hustet er?
9. Fällt/tropft ihm Nahrung aus dem Mund?
10. Unangepasste Kaubewegungen?
11. Verzieht der Patient das Gesicht beim Essen?
12. Scheint der Patient unkonzentriert zu sein?
13. Will er überhaupt essen?
14. Behält er das Essen im Mund?
15. Schluckt der Patient nicht sichtbar?
16. Schläft er während des Essens ein?
17. Erfasst der Patient das Essen mit den Lippen?
18. Kann der Patient den Kopf so weit zurücklegen, dass er aus dem Schnabelbecher trinken kann?
19. Greift er unkoordiniert ins Essen?
20. Ist der Patient zu müde, um den Mund zur Essensreichung zu öffnen?

Der Fragekatalog (s. Anhang S. 93) wurde anhand persönlicher Erfahrungen wie auch mit Hilfe literarischer Hinweise erstellt. In zwei Feldern, beschriftet mit Ja/Nein, Bemerkungen, konnte das Pflegepersonal die Beobachtungen festhalten. Leider musste ich feststellen, dass einige der Pflegenden bloß auf einer der Seiten ein Kreuz verzeichnet haben, und es ausließen, ihre Beobachtungen weiter zu erklären. Dies wiederum hat natürlich eine Auswirkung auf die Auswertung.

Natürlich hätten hier auch medizinische Untersuchungen wie beispielsweise die effektiven Werte der Speichelproduktion untersucht werden können. Der Einfachheit halber beschränkten wir uns aber auf die oben erwähnten Fragen. Vielleicht sollte ein solcher Fragebogen in Zukunft auf weniger, dafür präzisere Fragen beschränkt werden, um eine aussagekräftige Auswertung bekommen zu können.

4.5 Vorbereitungen

Um die Umsetzung des Projekts vorzubereiten, wurden einfach strukturierte Checklisten für die Küche und das Pflegepersonal erstellt. Diese werden hier präsentiert:

Bereitstellen der Lebensmittel

- Die Bestellung der Lebensmittel ist zwei Tage vor dem Kochdatum schriftlich in der Küche abzugeben.
- Die Bestellung ist dem Küchenleiter oder dessen Stellvertreter persönlich zu übergeben, falls Fragen oder Unsicherheiten entstehen sollten.
- Die bestellten Lebensmittel werden „kochgerecht" bereitgestellt (Mise en place).
- Die Reste werden wieder in die Küche gebracht (verderbliche Ware).

Anzahl Personen

- Die Namen der Abteilung und des Verantwortlichen sind festzuhalten.
- Die Personen, die kochen, müssen bestimmt werden.
- Die Personen, die das Essen eingeben, müssen bestimmt werden.
- Es ist zu entscheiden, ob das Experiment beim Mittag- oder Abendessen durchgeführt werden soll.

Rezepte

- Die Rezepte können mit der Küche besprochen werden.
- Eine Hilfestellung durch den Auszubildenden im dritten Ausbildungsjahr kann die Durchführung unterstützen.
- Die erprobten Rezepte werden im Anhang präsentiert.

Menü/Gericht

- Das Gericht soll möglichst einfach sein und nur dazu dienen, mit dem Geruch und den Düften der Zubereitung die Bewohner zu animieren.
- Es ist darauf zu achten, dass während des Zubereitens das Essen eingegeben werden kann. (Nach meiner Beobachtung dauert die Animation durch die Düfte nur eine relativ kurze Zeitspanne: ca. 5 Minuten).

Kochutensilien

- Das Kochgeschirr, welches zum Kochen auf den Abteilungen benützt wird, wird von der Küche bereitgestellt.
- Das Geschirr ist nach dem Kochen in die Küche zurückzubringen.
- Rechaud (kleine mobile Herdplatte) ist in der Küche zu bestellen und nach Gebrauch wieder in die Küche zu bringen.

4.6 Vorgehensweise

Innerhalb zweier Monate wurde bei den schwer demenzkranken Menschen acht mal an den Betten gekocht. In Kühlewil wurde das Projekt von der Küche wie auch vom Pflegepersonal durchgeführt. In der Sonnweid setzte ich es gemeinsam mit der Hilfe der Küche um. Da ich selbst öfters und intensiver in der Oase tätig war, werden sich meine Beschreibungen zu einem wesentlichen Teil auf die Erfahrungen berufen, die ich dort machen durfte. Um diese dann zu vervollständigen, werde ich auf das Feedback der Mitarbeiter des Heimes in Kühlewil zurückgreifen.

Zwischen den Betten der beiden Frauen in der Oase fand sich eine geeignete Stelle, ihnen eine Mahlzeit zu kochen. Ausgerüstet waren wir nur mit den einfachsten und wichtigsten Mitteln. Die Zutaten waren bereits in der Küche vorbereitet worden (gerüstet, geschnitten usw.). Da uns eine Essbiografie der beiden Frauen fehlte, mussten wir improvisieren. Hier ist anzumerken, dass eine Essbiografie des Patienten oder Pensionär von größter Bedeutung und sehr wichtig ist (siehe theoretischer Teil). In der Oase wurde nach unserer Projektdurchführung die Erhebung der Essbiografie durch den Küchenchef bei Neueintritten eingeführt.

Die Reaktionen der beiden Frauen auf die Gerüche von verschiedenen Gerichten wurden beobachtet und die Beobachtungen wurden auf den verteilten Bögen festgehalten.

Die Erfahrung zeigte mir schnell, dass die schwer demenzkranken Frauen nur für einen kurzen Zeitraum von 5–10 Minuten aus ihrer Selbstversunkenheit zu wecken waren. Daher bereitete ich das Essen, Rösti, an einem Tag schon zu einem großen Teil in der Küche vor. Ich briet die Rösti fast fertig und begab mich dann auf das Zimmer der beiden Frauen. Wie gewohnt begann ich zwischen den beiden Betten zu kochen. Auf meiner rechten Seite lag Frau Z., zu meiner Linken Frau B., die sich beide in einer tiefen Lethargie befanden. Ich begann, die Zwiebel direkt neben dem Bet zu hacken, bis Frau Z. die Augen tränten. Langsam begann sie Anteil daran zu nehmen, was in der Welt um sie herum geschah. Sie begann, die Lippen zu bewegen, wurde nervöser und ihr Speichelfluss wurde stärker. Ich kannte diese Reaktion bereits von vorausgegangenen Kochereignissen am Bett. Als ich aber die Zwiebel und den Speck angebraten hatte, und die Rösti zum Fertigbraten zugab, geschah etwas Unerwartetes: Frau B., die seit 14 Tagen keine einzige Reaktion gezeigt hatte, die man mit flüssiger Nahrung ernähren musste und bisher kaum auf mein Kochen am Bett reagiert hatte, wurde plötzlich nervös. Ihre Lippen begannen sich zu bewegen, und ich konnte hören, dass sie aufgeregt vor sich hin sagte „anschaanscha ..." oder etwas in der Art. Spontan kam mir in den Sinn, dass sie möglicherweise sagen wollte „mangia" was italienisch ist und so viel bedeutet wie „essen". Ich verwarf diesen Gedanken aber schnell wieder, da ich wusste, dass Frau B. zuletzt in Zürich gelebt hatte und ich mir nicht vorstellen konnte, dass sie nach all der langen Zeit ihrer Selbstversunkenheit plötzlich italienisch zu sprechen begann. Doch dem Wunder nicht genug: durch den Geruch der Rösti so animiert, aß Frau B. ein ganzes Tellerchen davon leer. Die Schwestern der ganzen Station staunten über dieses Ereignis und konnten sich nicht erklären, wie dies geschehen konnte.

Per Zufall kam am nächsten Tag der Mann von Frau B. zu Besuch. Aufgeregt berichteten wir ihm von dem Ereignis. Erfreut erzählte uns Herr B. dass er früher mit seiner Frau im Tessin gelebt hatte und sie daher Italienisch sprach. Die beiden hatten dort damals eine Kochsendung moderiert. Er war sich sicher, dass sie tatsächlich „mangia" gesagt hatte, denn Rösti mit Zwiebeln und Speck, so wusste er, war immer ihr Lieblingsessen gewesen ...

4.7 Mitarbeiterreaktionen

In Kühlewil wurde die Idee und Umsetzung von Kochen am Bett von einem gespaltenen Lager empfangen. Einige Leute des Pflegepersonals standen dem Projekt offen und unternehmungslustig gegenüber und unterstützten mich während der Projektphase kräftig. Andere wiederum scheuten den Mehraufwand und standen der Umsetzung kritisch gegenüber. Eines der Gegenargumente war, dass nicht genügend Ressourcen zur Verfügung stünden, dieses Projekt umzusetzen. Auch die Küche beteiligte sich nur zögernd und skeptisch an dem Projekt.

Anders war da die Erfahrung mit dem Personal im Krankenheim Sonnweid. Bereits vor Beginn der Projektarbeit bestand auf Seiten der Heim- und Küchenleitung eine große Bereitschaft, Veränderungen in der Esskultur umzusetzen. Nachdem die Küche und die Pflege mittels der eintägigen Schulung informiert worden waren, zeigten sich auch die Mitarbeiter offen und motiviert.

Neben dem Projekt an sich sollte dieses gemeinsame Unternehmen noch einen weiteren Zweck erfüllen: es sollte die interdisziplinäre Beziehung zwischen Küche und Pflege fördern. Gerade ein solches Projekt, das beide Seiten gleichermaßen mit einbezieht, ist geeignet, ihre Gemeinsamkeiten zu fördern. Außerdem ist das Zusammenarbeiten von Küche und Pflege unumgänglich, will man dem Patienten gerecht werden. Es ist nötig, dass die Küche weiß, für wen sie ihr Essen zubereitet, damit sie es auch patientengerecht herstellen kann. Erst wenn ein Verständnis zwischen Küche und Patient besteht, kann sinnvoll darauf aufgebaut werden.

4.8 Auswertung

Das Projekt rund um das Kochen am Bett hat sich in beiden Heimen als eine positive Erfahrung entwickelt. Im Alters- und Pflegeheim in Kühlewil hat das Projekt besonders die interdisziplinäre Zusammenarbeit von Küche und Pflege gefördert. Gegenüber dem Projekt haben aber einige der Mitarbeiter ihre Skepsis beibehalten. Wie bereits erwähnt, wurden dort die Fragebögen zu einem wesentlichen Teil ungenügend ausgefüllt. Daher ist es schwierig bis unmöglich, eine relevante Schlussfolgerung ziehen zu können. Was aber auch von den Skeptikern anerkannt wurde, ist, dass das Kochen auf den Zimmern nicht nur die Probanden, sondern auch alle anderen Patienten stimulierte und das Kochen zu einem Event für die Heimbewohner geworden ist.

Im Krankenheim Sonnweid konnte ich mich an vielen positiven Reaktionen der Pflege erfreuen. Über die beiden schwer demenzkranken Frauen, die im Zentrum dieses Projekts standen, konnten positive Befunde festgestellt werden. Da sich die Probanden bereits in einem terminalen Stadium ihrer Krankheit befinden, ist es äußerst schwierig, sie aus ihrer mentalen Selbstversunkenheit zu wecken. Mit dem Kochen am Bett ist uns dies aber einige Male für kurze Momente (jeweils 5 – 10 Minuten) gelungen. Für eine kurze Zeitspanne waren die Gesichter angespannter, der Speichelfluss stärker und sie nahmen mehr Nahrung auf als sonst. Besonders das bereits erzählte Ereignis mit Frau B. gehört natürlich zu meinen persönlichen Highlights dieses Projekts.

Neben dem Kochen am Bett wurden auch andere Versuche gestartet, die Reize von Dementen zu stimulieren. So wurde beispielsweise der Kaffee auf den Etagen gekocht statt wie bisher in der Küche. Dies hatte zur Folge, dass die Patienten vermehrt Kaffee tranken, auch diejenigen, die sich bereits in einem terminalen Stadium befinden. Das Kaffeekochen auf den Etagen wird auch nach diesem Projekt beibehalten. Weiter wurden dementen Menschen, die süße Speisen bevorzugen, während mehreren Tagen nur noch solche verabreicht. Es war danach festzustellen, dass damit ihre Lust auf salzige Speisen wieder gestiegen war.

4.9 Persönliche Auswertung

Persönlich betrachtet war die Ausführung dieses Projekts äußerst lehrreich und spannend. Die Reaktionen der Bewohner würde ich als durchaus befriedigend bis erfreuend bezeichnen. Ebenso habe ich die kräftige Mitarbeit des engagierten Personals sehr geschätzt.

Die festgestellten Erfolge dürfen aber nicht genügen in der Geschichte der basalen Stimulation bei Dementen. Es ist zu bedenken, dass, wenn sich das Kochen auf den Zimmern durchsetzen würde, vorsichtig damit umgegangen werden muss. Denn wenn es zur Normalität wird, könnten sich die Patienten so sehr daran gewöhnen, dass sie sich davon nicht mehr stimulieren lassen. Insofern ist es wichtig, nach weiteren Lösungen zu suchen, die die basale Stimulation wie auch die Lebensqualität Demenzkranker fördern und fordern.

So ist das Kochen am Bett und die positiven Auswirkungen als ein Beispiel dafür zu sehen, dass es oftmals verschiedene Methoden gibt, Menschen mit Demenz aus einer apathischen, „abgeschlossenen" Rolle zumindest für einige Zeit herausholen.

4.10 Ideensammlung

Unter dem Aspekt einer Grundstimulation durch das Zubereiten von Lebensmittel sollte möglichst viel auf den Wohnbereichen zubereitet werden.

Beispiele:

- Frühstückskaffee auf den Wohnbereichen kochen
- Brot backen mit einem programmierbaren Backautomat (Das Mehl-Wassergemisch wird am Vorabend eingefüllt, der Backautomat ist auf 05 Uhr früh programmiert und um 7 Uhr duftet es im ganzen Wohnbereich nach frischem Brot. Auch wenn das Brot nicht für alle reicht – der Duft verführt …

- Tee auf den Wohnbereichen zubereiten – gerade Pfefferminz-, Kamillentee etc, ist sehr intensiv, wenn er mit frischen Blätter/Blüten zubereitet wird.
- Kuchen und Torten in der Küche nur in Formen abfüllen, Gebacken wird der Kuchen, Cake, Plätzchen dann auf der Abteilung.
- Toast im Frühstücksraum zubereiten
- Gebratener Speck zu den Spiegel-*, Rühreiern (*upsite down braten)
- Bekannte Suppen auf der Abteilung für das Abendessen zubereiten
- Gemüse- und Fruchtsäfte vor Ort pressen unter Mithilfe oder mindestens in der Gegenwart der Bewohner. (Power-Jucer)
- Grundsätzlich sollte die Aktivierungstherapeuten das Kochen mit einer „elitären" Auswahl von Bewohnern, nicht mehr isoliert in einem fernen Kabäuschen im Keller anbieten sondern im Wohnbereich kochen. So erreicht das Kochen mit und für die Bewohner weit mehr.

5. Fingerfood

Grundlageninformation

Ziel von Fingerfood (Fingeressen)

Mit dem Essen von Hand (Fingerfood) gilt es grundsätzlich die Selbständigkeit beim Essen der einzelnen Bewohner möglichst lange zu erhalten/fördern.

Das Konzept Fingerfood ist als kleiner Baustein – als ein Teil des aktivierenden Pflegekonzeptes zu verstehen.

Das Essen von Hand/Fingern richtet sich an noch verbliebenen Fähigkeiten mit der Hand bzw. Fingern zu essen.

Definition

Fingerfood bedeutet die direkte Nahrungsaufnahme von der Hand zum Mund.

Fingerfood ist eine leichtverdauliche, vollwertige Kostform. Die Kostform wird in „greifbare" Stücke geschnitten, so dass der Benützer dies möglichst einfach in ein bis zwei Bissen zu sich nehmen kann.

Bei welchen Erkrankungen (Indikationen) wird das Konzept Fingerfood angewandt?

- Für Personen die aus psychischen und physischen Gründen nicht mehr mit Messer, Gabel und Löffel essen können.
- Bei eingeschränkter Motorik
- Bei eingeschränkten kognitiven Fähigkeiten (den Sinn mit Messer und Gabel zu essen nicht mehr erkennen)
- Die Speisen müssen bezüglich der Konsistenz und Größe einfach von der Hand zum Mund geführt werden können.

Ernährungsprinzip

- Die Lebensmittel werden finger- bzw. mundgerecht zubereitet und auf hellen, einfarbigen Tellern in kleinen Mengen serviert.
- Die Lebensmittelauswahl und -zubereitung richtet sich nach dem Rahmen der leichten Vollkost.
- Die Wochenmenuplanung richtet sich nach den Kriterien: Abwechslung in Farbe, Geschmack und Präsentation.
- Die Portionengrösse der Speisen werden dem Bewohner angepasst, wenig garniert und appetitanregend serviert.
- 2 – 3 Zwischenmahlzeiten einplanen.

Beschaffenheit

Diese kleinen Finger-Happen müssen so zubereitet werden, dass Sie mit einem Handgriff aufgenommen werden können und dürfen nicht grösser sein als höchstens zwei Bissen. Wenn man gänzlich auf das Besteck verzichten will bzw. nicht mehr mit dem Besteck essen kann, dann dürfen diese Fingerfood-Häppchen nicht zu heiss, nicht zu klebrig, nicht zu weich oder brüchig zubereitet sein.

Zubereitung

- Grundsätzlich wird das „Fingeressen" vom Tagesmenü abgeleitet.
- Das Essen von Hand wird immer frisch auf den Service hin zubereitet/geschnitten oder fingergerecht „eingepackt". Grösse ca. 1,5 cm x 1,5 cm
- Die Lebensmittel werden „Fingerfood-gerecht" geschnitten, entsprechend zubereitet,
- Das Essen wird auf einen einfarbigen Teller angerichtet.
- Zu den Speisen immer genügend Sauce servieren (in Becher) damit das Essen nicht zu trocken ist.
- Die Sauce wird in einem kleinen Schälchen separat gereicht zum „Dippen" – sofern die kognitive Fähigkeit noch besteht, zu wissen, was gedippt werden soll, oder zum Trinken.

- Je nach der kognitiven Beeinträchtigung sollten die Einheiten des Speiseangebots reduziert werden (von drei Komponenten auf zwei bzw. auf eine Komponente).
- Das Essen ist möglichst warm/heiss auf einem warmen Teller zu servieren.
- Die einzelnen Komponenten sind so auf den Tellern zu arrangieren, dass der Bewohner die Häppchen gut greifen kann – ohne dass er sich am Nächsten „stösst"!
- Zur Deckung der mehrfach ungesättigten Fettsäuren (MUFS) mindestens 10 – 15 g hochwertiges Pflanzenöl pro Tag unter die Speisen mischen.

Servieren

- Dem Bewohner den Tisch immer auch mit Besteck (Löffel/Gabel) eindecken, damit er immer die Wahl hat, auch mit dem Besteck zu essen.
- Dem Bewohner ist grundsätzlich genügend Zeit zu lassen.
- Gegebenfalls das Essen nach einer geraumen Zeit wieder aufwärmen
- Die Tische so eindecken, dass möglichst wenige Irritationen beim Bewohner entstehen.
- Sollte der Bewohner nicht mehr dippen können ist die Sauce in einer warmen Tasse als pikanter Drink zu reichen.

Essen mit den Fingern ist zurzeit nicht nur in der Gastronomie ein Trend, sondern wird gerade im Bereich der Dementenverpflegung und im Bereich der behinderten Menschen aktuell. Als Nebenprodukt meiner Projektarbeit ergab sich die Verwirklichung der Idee Fingerfood. Fingerfood steht in direktem Zusammenhang mit dem Essen als basale Stimulation.
Zur Definition von Fingerfood siehe S. 48.

5.1 Schulung zum Thema Fingerfood

Während der Schulung zur basalen Stimulation wurde das Thema Fingerfood ebenfalls behandelt und diskutiert. In Gruppenarbeiten haben die Teilnehmer Kataloge erstellt, die ein Leitbild für die Verwendung und Herstellung von Fingerfood sein sollen. Einige Auszüge sind hier dargestellt:

Warum soll man Fingerfood im Heim anbieten?

- Grundreflexe mobilisieren
- Geschmackssinn aufrecht erhalten und mobilisieren
- Alternative zur Breikost
- Spaß am Essen
- Lebensqualität/Esskultur schaffen
- Selbständigkeit fördern
- Alternative

Wie muss Fingerfood beschaffen sein?

- mundgerecht
- griffig
- richtige Konsistenz (nicht zu weich, nicht zu hart)
- verschiedene Geschmacksrichtungen
- definierbar
- appetitlich
- leicht verdaulich

Vorschläge, wie man Fingerfood zubereiten kann:

- Aperogebäck
- Apfelpikaten mit Nüssen
- Belegte Brote
- Blätterteiggebäck
- Brätkügeli
- Brothamburger
- Brotspeisen
- Chickennuggets
- Dicke Teigwaren
- Div. Würste
- Fisch im Backteig
- Fischprodukte frittiert
- Fischstäbli
- Fleischbällchen
- Frites
- Frittierte Pilze
- Frühlingsrollen
- Gebäck salzig, süss
- Gefüllte Datteln
- Gefüllte Polenta
- Gefüllte Salatblätter
- Gefüllte Traubenblätter
- Gekochte Eier
- Gemüsekroketten
- Gemüsestäbchen
- Gemüsewürfel
- Geschnittenes Obst
- Grießköpfli
- Grienockerl
- Hackfleischschnecken
- Hamburgerli
- Hefeteig mit Füllungen
- Kalte Teller
- Kartoffelprodukte
- Kartoffeltaschen
- Käse
- Käseküchli
- Kleine Füllungen in Blätterteig, in Samosateig etc.
- Kleine Kartoffeln
- Kleine Omeletten
- Kleine Torten
- Milchreis
- Minipizza
- Obst
- Omeletten mit Füllungen, geschnitten
- Pasteten
- Penne gefüllt
- Pikante Cremeschnitten
- Pouletstreifen paniert frittiert
- Ravioli
- Reiskroketten
- Schinkengipfel
- Soja
- Süsse Hefekügeli
- Terrinen
- Tomatensalat
- Tortellini
- Vogelheu mit Wegglischlegel
- Wähe
- Windbeutel mit Füllungen
- Wurstweggen

Das ist natürlich nur eine kleine Auswahl, die nur anregen soll, in welcher Richtung zu denken ist. Im Anhang befinden sich noch einige Rezepte.

Zur Einschätzung, ob Bewohner für das Projekt Fingerfood (oder auch andere Projekte) geeignet sind, sollte eine schematisierte Zuordnung in Schweregrade von Demenz erfolgen. Hierzu werden in der Regel Verfahren wie etwa der Barthel-Index, der Mini Mental State angewendet. Im Kontext „Essen" müssen dann natürlich Verbindungen gezogen werden zu Verfahren, die den Ernährungszustand erheben, oder etwa das Gewicht in Beziehung zur Körpergröße setzen (= Body-Mass-Index).

5.2 Die Bewohner

Als Versuchspersonen wählten wir Bewohner aus, die vermehrt Schwierigkeiten hatten, mit dem Besteck zu essen, teilweise die Hände zu Hilfe nahmen oder auch mit dem Essen spielten. Der Tisch wird jedoch immer „normal" eingedeckt mit Tischtüchern, Servietten, Essbesteck, Trinkglas etc.

Am ersten Tag starteten wir das Projekt Fingerfood mit einem einzigen Patienten. Am nächsten Tag waren es fünf, bis Ende des Projekts August 2001 aßen 17 Patienten mit den Fingern.

5.3 Vorbereitungen

Die Zubereitung von Fingerfood bedeutet selten einen wesentlichen Mehraufwand für die Küche. Fingerfood kann mit etwas Phantasie einfach vom Menü abgeleitet und hergestellt werden. Manche Speisen verlangen eine gewisse Fingerfertigkeit und Geduld. Diese aber machten sich bezahlt durch die positiven Erfolge bei den Essensteilnehmern.

Die Angehörigen wie auch die Bewohner wurden über das Projekt informiert. Der Küche wurden unsere erarbeiteten Angaben weitergereicht, die sie bei der Herstellung der Speisen leiten und unterstützen sollten. Weitere Vorbereitungen waren nicht nötig.

5.4 Umsetzung

Den Probanden wurde das Menü in mundgerechten, griffigen Stücken serviert. Die Bewohner, die normalerweise mit Hilfsmitteln essen oder denen das Essen gereicht wird, konnten sich nun von Hand selber ernähren. Dabei bekommen sie Hilfe vom Pflegepersonal. Es kam vor, dass die Pflege den

Bewohnern zuerst vorführen musste, wie mit diesem Essen umzugehen ist, bevor sie es selbständig taten.

Die Geschichte von Herrn V.

Herr V. hatte schon seit mehreren Tagen nichts mehr gegessen. Der ehemalige Akademiker war verzweifelt über den Zustand der Dinge, wollte sich aber auf keinen Fall das Essen mit dem Löffel reichen lassen. Dies hätte zu stark seine Ehre verletzt. Auch weigerte er sich standhaft, mit den Fingern zu essen, er, ein kultivierter alter Mann von Stand. In einem gemeinsamen Gespräch mit Herrn V. sprach ich ihn auf seine Zeit im Militär an. Von seinen lebendigen Erzählungen erfuhr ich, dass er dort Fourier (ein Offizier, der u.a. die Verpflegung unter sich hat) gewesen war. Ich eilte in die Küche, holte zwei Servelats (eine schweizer Wurstspezialität), Brot und Bier und kehrte zu Herrn V. zurück. Im Aufenthaltsraum der Etage begab ich mich mit ihm auf eine fiktive Wanderung durch den Wald aufgrund militärischer Verpflichtungen. Als wir eine Rast einlegten, drückte ich ihm eine Servelat und ein Stück Brot in die Hand – und da begann der alte Fourier tatsächlich zu essen. Als ich ihm die Flasche Bier reichte, wollte er nicht daraus trinken, zumindest nicht aus der Flasche – er verlangte ein Glas!

Auch in den folgenden Tagen aß Herr V. nur wenig – und wenn, dann immer etwas mit Wurst und Brot.

5.5 Auswertung

Das Projekt Fingerfood ist auf große Resonanz gestoßen. Es hat sich gezeigt, dass die Patienten positiv darauf reagieren, selbständig zu essen, anstatt „gefüttert" zu werden, auch wenn sie dies mit den Fingern tun. Das zusätzliche Ertasten der Speisen mit den Fingern ist eine weitere Sinnesstimulation, die sich positiv auf die Nahrungsaufnahme des Patienten auswirken kann. Das Beispiel von Herrn V. offenbart deutlich, dass es lohnenswert ist, sich intensiv mit den Patienten auseinander zu setzen. Damit bieten sich neue Möglichkeiten und Wege zur Verbesserung der Lebensqualität und der Kommunikation zwischen Pfleger und Betagtem.

6. Eat by walking

Essen beim Gehen – Grundlageninformation

Ziel von Eat by walking (kleine Häppchen Unterwegs)

Mit dem Essen beim Gehen gilt es grundsätzlich, die Selbständigkeit beim Essen der einzelnen Bewohner und den Ernährungsstatus möglichst lange zu erhalten/fördern.

Das Konzept Eat by walking ist als kleiner Baustein – als ein Teil des aktivierenden Pflegekonzeptes – zu verstehen.

Definition

Eat by walking besteht aus Fingerfood (Zubereitung: siehe Kapitel Finerfood) und bedeutet so die direkte Nahrungsaufnahme von der Hand zum Mund. Die Häppchen werden auf verschiedenen Tellern auf den beliebten Wegen attraktiv-verführend hingestellt, so dass der Heimbewohner sie „unterwegs" zu sich nehmen kann.

Die Kostform wir in „greifbare" Stücke geschnitten, so das der Benützer dies möglichst einfach in ein bis zwei Bissen zu sich nehmen kann.

Wann soll Eat by walking angewandt werden?

Das Essen beim Gehen/Eat by walking richtet sich an demente Bewohner, welche sich dauernd bewegen und denen es schwer fällt in Ruhe sitzend zu Essen.

Für Personen, die aus psychischen und physischen Gründen nicht mehr ruhig sitzend essen können, aber auch alle anderen die sich gerne zwischendurch an einem kleinen Häppchen (süss oder gesalzen) freuen, ist eat by walking geeignet.

Die Speisen müssen bezüglich der Konsistenz und Grösse einfach von der Hand zum Mund geführt werden können.

Auf die Hygiene ist möglichst zu achten, dass heisst, es gilt die Teller/Schälchen mit den Portionen klein zu halten, und immer wieder nach zu füllen.

Idee und Umsetzung

Einige Menschen, die an seniler Demenz leiden, sind völlig rastlos. Sie können nicht ruhig dasitzen, gehen stets umher und machen einen nervösen und angespannten Eindruck. Bei solchen Menschen ist es schwierig, zu bewerkstelligen, dass sie genügend Nahrung zu sich nehmen, da sie nicht ruhig am Tisch bleiben können, von ihrer inneren Unruhe geplagt. Dies führt dazu, dass gerade solche Menschen sehr häufig an Unterernährung leiden. So müssen auch hier Lösungen gefunden werden, die zu einer optimaleren Nahrungsaufnahme führen.

„Eat by walking" heißt ein weiteres Nebenprodukt des Konzeptes Fingerfood. Diesmal wird jedoch an die visuelle Kapazität der Patienten appelliert. Da diese Personen nicht ruhig sitzen können, müssen wir uns ihnen, wie es auch das Konzept der basalen Stimulation vorschreibt, anpassen und annähern. Eine Lösung besteht darin, ihnen das Essen so anzubieten, dass sie während der Mahlzeit gar nicht sitzen bleiben müssen.

Messungen im Krankenheim Sonnweid haben gezeigt, dass Bewohner, die an dieser Unruhe leiden, bis zu acht Kilometer täglich herumgehen. Sie gehen durch jedes Zimmer, den Gang, die ganze Etage bis hinaus in den Garten. So servierten wir auf den Plätzen, die sie bei ihren Wanderungen frequentierten, mit Naschereien gefüllte Teller auf kleinen Säulen. Überall, wo diese Patienten nun hingingen, zeigten sich ihnen bissgroße Happen mit Wursträdchen, Gemüsestengeln, Fruchtschnitzen usw. Wir stellten fest, dass die Bewohner positiv darauf reagierten und sich gerne an diesen Essständen bedienten.

Da der Etagentisch weder mit einem Tischtuch bedeckt noch mit Blumen geschmückt werden kann – gerade bei nervösen Patienten ist es oft so, dass sie das alles herunterreißen – schmückten wir den Tisch ebenfalls mit kleinen Schalen, in denen wir blumenstraußartig Gemüsestengel platzierten. Die Patienten bedienten sich auch davon – so aßen sie nicht nur, sie nahmen sogar hochwertige, vitaminreiche Rohkost zu sich!

Schlusswort

Während meiner praktischen Arbeit mit alten Menschen wurde klar, dass auch ich in verschiedenen Bereichen Thesen entworfen habe, die nicht unbedingt mit der Wirklichkeit korrelieren. So dachte ich beispielsweise, der neue Heimbewohner sei weltgewandt und habe auf seinen verschiedenen internationalen Reisen zahlreiche kulinarische Eindrücke gesammelt, die er auf dem heimischen Menüplan wieder finden möchte. Ich war auch der Meinung, dass der neue Heimbewohner wählerisch sei und ihm mit dem Wahlmenü entgegengekommen werden könne. Diese Thesen muss ich aber zu einem Teil verwerfen. Durch das Kennenlernen der demographischen Entwicklungen und verschiedener Krankheiten wie beispielsweise der Demenz hat sich mir ein Umdenken aufgedrängt: In Zukunft wird der alte Mensch später und kranker ins Heim kommen als heute. Folglich werden wir in Zukunft mit immer mehr schwerkranken Heimbewohnern rechnen müssen. Viele dieser Menschen werden nicht mehr in der Lage sein, ihre Wünsche zu äußern und können so mit einem Wahlmenü nicht viel anfangen.

Auch denke ich, dass ein demenzkranker Mensch eher mit einem Gericht aus der Küche seiner Mutter als einer fremdartigen Speise, die er vielleicht auf einer seiner Reisen genießen konnte, angesprochen werden kann.

Man muss sich auch die Frage stellen, ob die zentrale Heimküche überhaupt noch eine Zukunft hat oder ob der Trend nicht eher in Richtung Wohngemeinschaften geht. Wenn künftig viele Heimbewohner in einem hohen Grade pflegebedürftig sind, entsprechen Wohngemeinschaften (in welchen auch gemeinsam gekocht wird) viel eher den Bedürfnissen der kommenden Alten. Eine wichtige Rolle wird hierbei das Kennen der (Ess-)Biografie der Heimbewohner spielen.

Ich würde mich heute eher für ein Grundverpflegungssystem (z.B. Tablettsystem) entscheiden und eine gute einfache Logistik ausbauen, um mit den gewonnen Ressourcen möglichst viele kleine Events/Anlässe im kulinarischen Alltag der Bewohner zu praktizieren.

Das Jetzt, den Augenblick im Leben der Bewohner ganz gezielt fördern und die Gegenwart unmittelbar mit viel, viel Leben und kulinarischen Genüssen gestalten, ist für das Wohlbefinden im Zusammenhang mit Essen wichtig!

Es wird auch weitaus mehr alte Menschen geben, welche die Nahrung nur noch in einer bestimmten Kostform zu sich nehmen können. Auch in diesem Bereich ist ein Umdenken erforderlich. So muss künftig auch die gewürfelte, pürierte oder flüssige Kost einen hohen Qualitätswert verzeichnen können, um den Heimbewohnern eine gesunde Ernährung zu garantieren. Dadurch kann auch gegen die zunehmende Malnutrition angekämpft werden. Die Malnutrition im Heim wird zu einem immer zentraleren Problem und es fehlt an Verbesserungskonzepten, um diesem Zustand abzuhelfen.

Ich verspüre das Bedürfnis, selbst wieder in der Heimküche aktiv zu sein und Mitverantwortung zu tragen. Ich möchte mich diesen Problemen stellen und Lösungsvorschläge erarbeiten. Mein Wissensdurst und meine Neugierde ist auch nach der Schule für angewandte Gerontologie nicht gestillt. Ich will wissen, welche Optionen sonst noch bestehen, um den Heimbewohnern gerecht werden zu können. Sicher ist ein weiters Operationsfeld der Küche auch im Bereich der „Palliative Care" noch zu entwickeln.

Abschliessend möchte ich mich bei all den guten Geistern bedanken, die mir Mut gemacht haben und mich bei der Umsetzung dieser Arbeit unterstützt haben. Allen voran meiner Tochter Nadja, die mich bei der schriftlichen Umsetzung sehr unterstützt hat wie auch meiner Frau Madeleine, die mir so viel Freiraum gibt und es mir so ermöglicht, mich in dieser Aufgabe weiter zu entwickeln.

TEIL III
ANHANG

Literatur

Affolter, F.: Wahrnehmung, Wirklichkeit und Sprache. Villingen-Schwenningen 1987

Alzheimer – Europe; Handbuch der Betreuung und Pflege von Alzheimer-Patienten

Böhm Erwin; Verwirrt nicht die Verwirrten, neue Ansätze geriatrischer Krankenpflege, 1989

Borker Siegfried; Essen reichen in der Pflege, eine empirische Studie, Berlin, Wiesbaden 1996

Fröhlich, A. (Hrsg.): Lernmöglichkeiten – aktivierende Förderung für schwer mehrfachbehinderte Menschen. Heidelberg 1993

Fröhlich, A. (Hrsg.): Pädagogik bei schwerster Behinderung. (Handbuch der Sonderpädagogik, Bd. 12), Berlin 1991

Fröhlich, A. (Hrsg.): Wahrnehmungsstörungen und Wahrnehmungsförderung. Heidelberg 1996

Fröhlich, A.: Basale Stimulation – Das Konzept. Düsseldorf 1998

Grond Erich; Die Pflege verwirrter alter Menschen, Lambertus Verlag 1992

Haupt, U.: Körperbehinderte Kinder verstehen lernen. Düsseldorf 1996

Haupt, U.; Fröhlich, A.: Integriertes Lernen mit schwerstbehinderten Kindern. Mainz 1983

Hoffmann A., Biedermann M.; Esskultur im Heim, Vincentz Verlag 1995

Höpflinger Françoise, Astrid Stuckelberger; Demographische Alterung und individuelles Altern, Seismo Verlag, 1999

Kern, H.; Klostermann, B.: Zugangswege zu Menschen – Aspekte humanistischer Arbeit mit Behinderten. Würzburg 1989

Kitwood Tom, Demenz, der personenzentrierte Ansatz im Umgang mit verwirrten Menschen, Hans Huberverlag, Übersetzung 1997

Pickenhain, L.: Basale Stimulation – Neurowissenschaftliche Grundlagen. Düsseldorf 1998

Sonnweid Campus-Ordner; Gedanken wie Blätter im Wind, Campus Verlag 1999

Volker Dorothee; Ernährung im Alter, Verlag Quelle und Meyer, 1997

Fußnoten

1. Aus Esskultur im Heim, Alfred Hoffmann und Markus Biedermann, Hannover, 1995
2. Essen als basale Stimulation, M. Biedermann, Vortrag Altenpflege in Hannover, 2000
3. Essen als Erinnerungsbilderbuch, M. Biedermann, Vortrag in Salzburg, 2000
4. Die Entstehung des Essverständnisses, M. Biedermann, Vortrag in Wismar, 2001
5. Nach: Andreas Fröhlich, Prof. Dr. paed. für allgemeine Sonderpädagogik, Universität Landau, 1999
6. Nach: Stationäre Versorgung von Alzheimer Patienten, Deutsche Alzheimer Gesellschaft, Berlin, 1999
7. Nach: Diplomarbeit Fingerfood, Irène Zimmermann, Bern, 1998
8. Nach: Essen reichen in der Pflege, Siegfried Borker, Berlin, 1996
9. Siegfried Borker, Essen reichen in der Pflege, eine empirische Studie, Berlin, 1996
10. Nach: Essen reichen in der Pflege, Siegfried Borker, Berlin 1996
11. Goethe. Faust, im 2 Teil lässt Goethe den Thales erstehen mit den zitierten Worten.
12. Verband der Ernährungswissenschafter Österreich, 1998
13. Ministerium Ländlicher Raum, Stuttgart, 1998
14. Deutsches Institut für Ernährungsmedizin und Diätetik, Prof. Dr. med. Helmut Mann
15. Die 3 Welten nach Christoph Held, Zürich
16. Riech- und Schmeckstörungen, Arbeitsgemeinschaft Olfaktologie und Gustologie, Prof. Dr. K.B. Hüttenbrink, Dresden, 2000
17. Psychologie heute, Jochen Paulus, 2000

Grundlagendaten: Gewicht/Gewichtsentwicklung

Zitat aus Grundsatzstellungnahme: „Ernährung und Flüssigkeitsversorgung älterer Menschen" MDS 2003

Body-Mass-Index (BMI)

Der Bodymass-Index (BMI = Körpergewicht in kg/Körpergröße in m^2) berücksichtigt bei der Beurteilung des Körpergewichts die Körpergröße. Bei abnehmender Körpergröße im Alter und gleichbleibendem oder zunehmendem Körpergewicht steigt der BMI. Auf Grund der in Kapitel 5.4.1 und 5.4.2 beschriebenen Probleme bei der Größen- und Gewichtsbestimmung ist die Berechnung des BMI z.B. bei immobilen Menschen mit Kontrakturen oder nach Amputationen nicht immer möglich.

Für den BMI wurden vom National Research Council (USA) Normwerte veröffentlicht, die das Lebensalter berücksichtigen. Aufgrund der alterstypischen Veränderungen von Körpergröße und -gewicht werden mit zunehmendem Alter höhere BMI-Werte als wünschenswert angesehen. Wünschenswerte BMI-Werte in Abhängigkeit zum Alter sind:

Wünschenswerte BMI-Werte

Alter	BMI
19 – 24 Jahre	19 – 24 kg/m^2
25 – 34 Jahre	20 – 25 kg/m^2
35 – 44 Jahre	21 – 26 kg/m^2
45 – 54 Jahre	22 – 27 kg/m^2
55 – 64 Jahre	23 – 28 kg/m^2
≥ 65 Jahre	24 – 29 kg/m^2

In verschiedenen Zusammenhängen wird als „Cut off Point" (Punktwert, der zwischen negativem und positivem Testergebnis trennt) für eine bestehende Unterernährung ein BMI von Juli 2003 Ernährung und Flüssigkeitsversorgung älterer Menschen 48 < 18,5 kg/m^2 angegeben, so unter dem Gesichtspunkt der ernährungsmedizinischen Intervention zu Lasten der GKV auch im vom BMG beanstandeten Ergänzungs- bzw. Änderungsentwurf des Bundesausschusses der Ärzte und Krankenkassen der Arzneimittelrichtlinien (Pirlich et al. 2003) (siehe Kapitel 2.1.1). Ein erhöhtes Risiko für Ernährungsstörungen besteht für ältere Menschen (> 65 Jahre) bereits ab einem BMI-Cut off Point < 24 kg/m² (Beck & Ovesen 1998).

Gewichtsverlauf

Der Gewichtsverlauf ist bei älteren Menschen ein wichtiger Indikator für ein Ernährungsrisiko. Der Gewichtsverlauf über einen bestimmten Zeitraum gibt – soweit keine gravierende Herz oder Niereninsuffizienz vorliegt – Auskunft über Veränderungen des Ernährungszustandes und ist aussagekräftiger als eine einzelne Gewichtsangabe. Bei älteren Menschen ist unbeabsichtigter Gewichtsverlust hoch prädiktiv für Morbidität und Mortalität (Bates et al. 2001). Dabei sind Ausmaß und Geschwindigkeit der Gewichtsabnahme von Bedeutung. Als Orientierungsgröße kann von einem bedeutenden Gewichtsverlust bei folgenden Werten ausgegangen werden bei:

Bedeutende Gewichtsverluste

Gewichtsverlust	Zeitraum
1 – 2 %	in 1 Woche
5 %	in 1 Monat
7,5 %	in 3 Monaten
10 %	in 6 Monaten

Es wird hier empfohlen, jeglichen ungewollten Gewichtsverlust bei älteren Menschen als Risikoindikator zu werten (Beck & Ovesen 1998).

Die Ermittlung vorangegangener Gewichtsverluste ist jedoch oft schwierig in Erfahrung zu bringen. In der Praxis kann u.a. die Frage, ob Rock oder Hose in letzter Zeit spürbar zu weit geworden sind, schon Anhaltspunkte für einen möglichen Gewichtsverlust liefern. Regelmäßige Gewichtsbestimmungen und eine genaue Dokumentation sind im Hinblick auf das rechtzeitige Erkennen einer sich entwickelnden Mangelernährung erforderlich. Im Krankenhaus sollte das Gewicht mindestens einmal wöchentlich, im Pflegeheim mindestens einmal monatlich erhoben werden (Volkert 1997), im Akutfall häufiger. Bei auffällige Veränderungen des Gewichts muss umgehend nach den Ursachen gesucht werden. Entsprechende Interventionsmaßnahmen sind einzuleiten.

Beobachtungsbögen und Interviewfragen

Probleme des Esseneingebens aus dem Blickwinkel der Verrichtung

Kriterien	ja/nein	Bemerkungen
Dreht den Kopf weg, wenn sich das Essen nähert		
Öffnet den Mund erst bei der Berührung mit dem Löffel		
Öffnet den Mund kaum		
Schließt die Lippen nicht um den Löffel/Glas oder Schnabeltasse		
Störende Zungenbewegungen		
Schluckt nur verzögert		
Schluckt gar nicht		
Verschluckt sich/hustet		
Nahrung fällt/tropft aus dem Mund		
Unangepasste Kaubewegungen		
Verzieht das Gesicht beim Essen		
Scheint unkonzentriert		
Will nicht essen		
Behält das Essen im Mund		
Schluckt nicht sichtbar		

Beschreibung der Probleme aus dem Blickwinkel der Beziehungen

Kriterien	ja/nein	Bemerkungen
Patient sendet keine verbalen Zeichen		
Patient sendet non-verbale Zeichen		
Verzögerte non-verbale Zeichen		
Verzögerte Antworten des Patienten		
Unbefriedigende Synchronie zwischen den Pflegenden und Patienten		
Das Verhalten der Pflegenden wirkt sich nachteilig aus		
Die Umgebung wirkt sich nachteilig aus. Laut etc.		

Weitere Verhaltensweisen die ich beim Essen reichen beobachten kann

Kriterien	ja/nein	Bemerkungen
Patient schläft während des Essen reichens ein		
Patient erfasst das Essen nur mit den Lippen		
Patient kann den Kopf nicht so weit zurücklegen, um aus dem Schnabelbecher zu trinken		
Patient greift unkoordiniert ins Essen		
Patient ist zu müde, um den Mund zur Essensreichung zu öffnen.		

Interview zur Essbiografie

Name: _____

Jahrgang: _____

Wo haben Sie ihre Kindheit verbracht? Land/Stadt/Region?
_____

Sind Sie in einer Großfamilie (≥ 6 Personen) ❏
oder Kleinfamilie (≤ 5 Personen) gewesen? ❏

Haben Sie in der Familie gemeinsam gefrühstückt?	❏ Ja	❏ Nein
Haben Sie gemeinsam das Mittagessen eingenommen?	❏ Ja	❏ Nein
Haben Sie gemeinsam das Nachtessen genossen?	❏ Ja	❏ Nein
Gab es das besondere Frühstück?	❏ Ja	❏ Nein

Was wurde zum Frühstück durch die Woche gereicht?
_____

Wurde am Sonntag etwas Spezielles zum Frühstück angeboten? Und was?
_____

Gab es ein besonderes Mittagessen während der Woche?
_____

Was wurde an Sonntagen hauptsächlich zum Mittagessen gekocht?
_____

Welche Abendessen wurden während der Woche angeboten?
_____

Gab es besondere Abendessen am Sonntag?
_____

Traditionen:

Was wurde an Ostern gegessen?

_____

Welche traditionellen Gerichte wurden am Heiligabend gegessen?

_____

Gab es an Weihnachten „das Familiengericht"?

_____

Welche traditionellen Gerichte wurden am Silvester gegessen?

_____

Gibt es diese Gerichte nun bei Ihren Kindern auch?   ❏ Ja   ❏ Nein
Was war ihr Lieblingsessen während der Kindheit?

_____

Gab es ein Geburtstagsdessert?   ❏ Ja   ❏ Nein

Welche Lieblingsessen haben Sie heute?

_____

Gab es Getränke zum Mittagessen?   ❏ Ja   ❏ Nein
Welche Getränke wurden in Ihrer Kindheit zum Essen serviert?

_____

Wurde jeden Tag ein Dessert serviert?   ❏ Ja   ❏ Nein
Gab es nach dem Mittagessen immer einen Kaffee?   ❏ Ja   ❏ Nein

Atmosphäre rund um den Tisch:

Wurde der Tisch zum Frühstück speziell aufgedeckt?	❏ Ja	❏ Nein
Um welche Zeit wurde gefrühstückt?	❏ Ja	❏ Nein
Wurde für die Kinder ein spezielles Frühstück angeboten (Getränke, Butterbrot etc.)?	❏ Ja	❏ Nein
Wurde für das Mittagessen im Alltag speziell aufgedeckt?	❏ Ja	❏ Nein
War jeden Tag der Tisch mit einem Tischtuch versehen?	❏ Ja	❏ Nein
Wurde an Sonn- und Feiertagen speziell aufgedeckt?	❏ Ja	❏ Nein
Um welche Zeit wurde das Mittagessen eingenommen?	❏ Ja	❏ Nein
Wurde Radio dazu gehört?	❏ Ja	❏ Nein
Wurde während des Essens gesprochen?	❏ Ja	❏ Nein

Wie wurde das Mittagessen gereicht (Tellerservice, Plattenservice)?

_____

Gab es Suppenteller und anschließend flache Teller?	❏ Ja	❏ Nein
Wann wurde das Abendessen eingenommen?	❏ Ja	❏ Nein
Gab es warmes Essen oder eher kalte Abendessen?	❏ Ja	❏ Nein
An welche Abendessen mögen Sie sich noch erinnern?	❏ Ja	❏ Nein

_____

Welche Abendessen mochten Sie besonders?

_____

Welche weniger? _____

Gab es „besondere Abendessen"? wenn ja welche?

_____

An welche spezielle, schöne Atmosphäre am Tisch können Sie sich noch ganz besonders erinnern?

_____

Haben Sie auch schreckliche Erlebnisse rund um das Essen?

_____

anke für das Mitmachen.

Hilfsmittel

Abbildungen zum Kapitel 6.3, S. 39

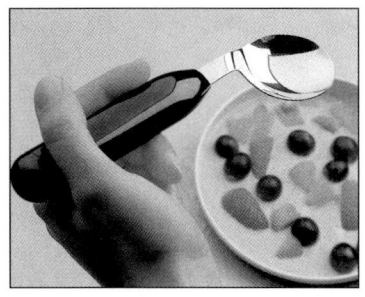
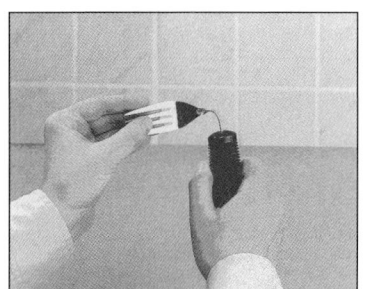
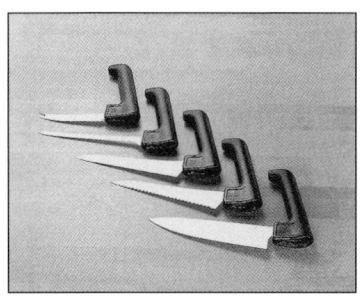
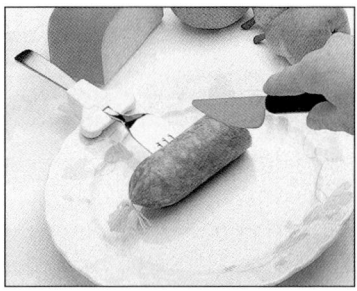
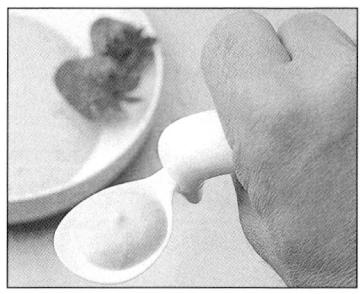
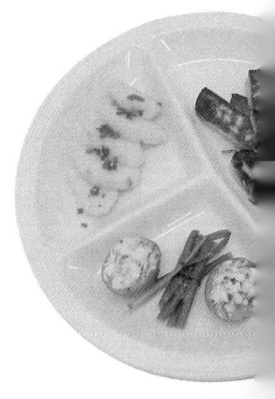

Rezepte für das Kochen im Wohnbereich

Umsetzung mit den Heimbewohnern

Gelberbsenpüreesuppe Sonnweid

Zutaten für ca. 1,5 l

30 g	Butter
1 St.	Zwiebel
40 g	Lauch
20 g	Knollensellerie
30 g	Speckschwarten
150 g	Erbsen (gelbe halbe) oder Gelberbsen-Mehl
100 g	Kartoffeln
1,5 l	Bouillon mitgeben
1 x	Abschmecken mit Salz und Pfeffer
1 dl	Vollrahm (= Sahne)

Zubereitung

- Gemüse in Butter andünsten
- Erbsen zufügen (oder Gelberbsenmehl)
- Mit Bouillon auffüllen, Speckschwarten zufügen, aufkochen und abschäumen
- Etwa 40 Minuten sieden lassen
- Kartoffeln zufügen und nochmals 15 Minuten sieden lassen
- Speckschwarten entfernen, pürieren, nochmals aufkochen, abschmecken und mit Rahm verfeinern

Kochutensilien

- ☐ Kochtopf
- ☐ Schöpfkelle
- ☐ Abfallkübel
- ☐ Stabmixer
- ☐ Rechaud (mobile kleine Herdplatte)
- ☐ Tassen
- ☐ Rührkelle
- ☐ Löffel

Bestelliste:

    Datum der Bestellung: _____

    Anzahl Personen: _____

    Mittagessen: _____

Abteilung:

    Verantwortlich: _____

    Tel.: _____ intern: _____

    Abendessen: _____

- Namensliste mit den Heimbewohnern, die kochen/essen
- Namensliste mit den Heimbewohnern, die das Essen aus der Küche wollen

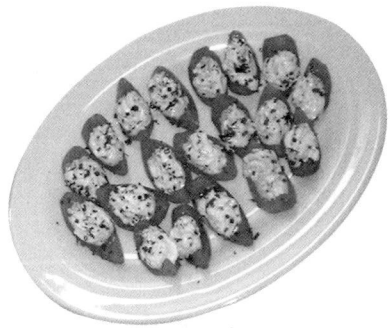

Serviervorschlag zu Fingerfood

Kartoffelsuppe Mme. Magdalena F.

Zutaten für 5 Personen

    10 g   Butter
    500 g   Kartoffeln
    135 g   Knollensellerie
    135 g   Karotten
    75 g   Zwiebeln
    135 g   Lauch
    1 l   Bouillon
    0.5 st   Lorbeerblätter
    1 st   Nelke
            Abschmecken (Salz, Pfeffer)
            Majoranzweig
    100 g   Rahm
    10 ml   Kräuteressig
    3 EL   Schnittlauch

Zubereitung :

- Die Kartoffeln schälen und würfeln.
- Das Gemüse putzen und ebenfalls würfeln.
- Die Butter zerlassen und das Gemüse gut andünsten, mit Bouillon auffüllen und Weichkochen.
- Mit den Gewürzen abschmecken.
- Mixen
- Zuletzt den Rahm und den Essig unterziehen und mit Schnittlauch bestreut servieren.

Bestelliste:

    Datum der Bestellung: _____

    Anzahl Personen: _____

    Mittagessen: _____

Abteilung:

    Verantwortlich: _____

    Tel.: _____ intern: _____

    Abendessen: _____

- Namensliste mit den Heimbewohnern, die kochen/essen
- Namensliste mit den Heimbewohnern, die das Essen aus der Küche wollen

Rezepte für das Kochen am Bett

Bündner Gerstensuppe

Zutaten für ca. 1,5 l
    Alle Zutaten korrekt geschnitten bereitgestellt

30 g	Butter
1 St.	Zwiebel
40 g	Karotten
40 g	Lauch, grün
40 g	Knollensellerie
70 g	Gerste, mittel (Graupen)
1,5 L	Bouillon mit geben
1 x	Salz, Pfeffer, Aromat für das Abschmecken
1 dl.	Vollrahm (Sahne)
1 El.	Petersilie

Zubereitung

    – Gemüse in Butter andünsten
    – Gerste zufügen und mitdünsten
    – Mit Bouillon auffüllen, würzen
    – Sieden bis die Gerste weich ist
    – Abschmecken und mit Rahm verfeinern
    – Mit Petersilie bestreuen

Kochutensilien

- [ ] Kochtopf
- [ ] Schöpfkelle
- [ ] Abfallkübel
- [ ] Rührkelle
- [ ] Rechaud
- [ ] Tassen
- [ ] Löffel

Bestelliste:

    Datum der Bestellung: _____

    Anzahl Personen: _____

    Mittagessen: _____

Abteilung:

    Verantwortlich: _____

    Tel.: _____ intern: _____

    Abendessen: _____

- Namensliste mit den Heimbewohnern, die kochen/essen
- Namensliste mit den Heimbewohnern, die das Essen aus der Küche wollen

Berner Rösti

Zutaten

    400 g Kartoffeln (Schalenkartoffeln) gekocht, geschält, geraffelt.
    100 g Bratbutter
    1 St.   Zwiebel fein gehackt
    20 g   Speck, geräuchert, sehr fein geschnitten
    1 x   Abschmecken (Salz, Pfeffer)

Zubereitung

- Zwiebeln und Speckwürfeli in der Butter andünsten
- Kartoffeln mit Salz und Pfeffer würzen und dazugeben gleichmäßig anbraten und zu
- Kuchen formen

Kochutensilien

- ☐ Kochtopf
- ☐ Schöpfkelle
- ☐ Abfallkübel
- ☐ Stabmixer
- ☐ Rechaud
- ☐ Tassen
- ☐ Rührkelle
- ☐ Löffel/Gabel

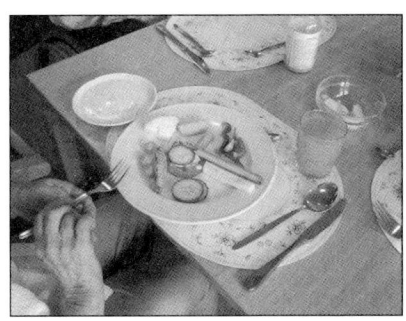

Serviervorschlag

Bestelliste:
    Datum der Bestellung: _____
    Anzahl Personen: _____
    Mittagessen: _____
Abteilung:
    Verantwortlich: _____
    Tel.: _____ intern: _____
    Abendessen: _____

- Namensliste mit den Heimbewohnern, die kochen/essen
- Namensliste mit den Heimbewohnern, die das Essen aus der Küche wollen

Risotto al Marcello

Zutaten für ca. 4 Portionen

3 El	Olivenöl
1 St.	Zwiebel fein gehackt
1 St.	Knoblauchzehe fein gehackt
240 g	Vialone Reis
1,2 l	Bouillon
1 St.	Lorbeerblatt, Nelke
4	Blätter Salbei, frisch, fein geschnitten
5 dl.	Kochwein weiß
30 g	Butter
50 g	Sbrinz, gerieben (statt Parmesan)

Zubereitung

- Zwiebeln und Knoblauch in Olivenoel dünsten
- Reis dazugeben, kurz mitdünsten
- Mit etwas Bouillon ablöschen
- Lorbeerblatt, Gewürznelke und Salbei dazugeben
- Nach und nach mit Bouillon aufgießen
- 17–18 Minuten langsam sieden, zeitweise mit Holzlöffel vorsichtig umrühren
- Weißwein, Butter und Reibkäse sorgfältig darunter ziehen und abschmecken

Bemerkung

Der Flüssigkeitsbedarf schwankt im Verhältnis zum Reis zwischen 1 : 2,5 bis 1 : 3

Durch das Zufügen von Wein am Schluss wird der Garprozess unterbrochen, und das Weinaroma bleibt stärker erhalten, als wenn man mit diesem am Anfang ablöscht und ihn verdampfen lässt.

Kochutensilien

- ☐ Kochtopf
- ☐ Schöpfkelle
- ☐ Abfallkübel
- ☐ Teller
- ☐ Rechaud
- ☐ Löffel
- ☐ Rührkelle

Bestelliste:
    Datum der Bestellung: _____
    Anzahl Personen: _____
    Mittagessen: _____

Abteilung:
    Verantwortlich: _____
    Tel.: _____ intern: _____
    Abendessen: _____

- Namensliste mit den Heimbewohnern, die kochen/essen
- Namensliste mit den Heimbewohnern, die das Essen aus der Küche wollen

Fingerfood-Rezepte

Orangen-Muffins mit geräuchtem Truthahnfleisch (Putenfleisch)

Zutaten für 20 Stück

- 175 g Weissmehl
- 5 g Backpulver
- 1 Natron
- 1 x Abschmecken (Salz)
- 15 g Griesszucker
- 1 st Ei
- 125 ml Milch
- 20 g Butter
- 1 st Orangenzeste (Orangenschale)

Füllung
- 60 g Philadelphia Frischkäse
- 160 g Truthahn, Brust geräuchert
- 60 g Preiselbeeren, Kompott

Zubereitung Orangen Muffins

- Backofen vorheizen
- Mehl, Backpulver, Natron und Salz in eine Schüssel sieben
- Die restlichen Zutaten Milch, flüssige Butter, Eier, Zucker und die Orangenzeste in den Mehlkranz geben und alles vorsichtig zu einem weichen Teig verarbeiten
- Die Masse in 20 gefettete Muffinformen verteilen und bei 180 Grad ca. 12 Minuten goldgelb backen
- Die Muffins aus der Form nehmen und auskühlen lassen

Füllung/Fertigung

- Den Frischkäse auf die halbierten Muffins streichen
- Das geräuchte Truthahnfleisch in gefällige Tranchen schneiden und die Böden der Muffins damit belegen
- Wenig Preiselbeere-Kompott darüber geben und zudecken

Bestelliste:
  Datum der Bestellung: _____
  Anzahl Personen: _____
  Mittagessen: _____
Abteilung:
  Verantwortlich: _____
  Tel.: _____ intern: _____
  Abendessen: _____

– Namensliste mit den Heimbewohnern, die kochen/essen
– Namensliste mit den Heimbewohnern, die das Essen aus der Küche wollen

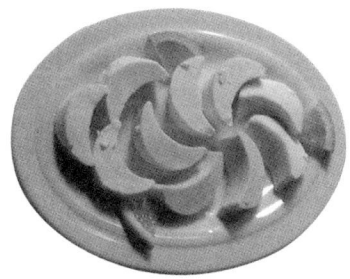

Serviervorschlag zu Fingerfood

Crêpes-Rouladen mit Räucherfisch

Zutaten für 20 Stück
- 60 g Halbweissmehl
- 1 x Salz (Prise)
- 1 st Eier extra
- 150 ml Milch
- 30 g Butter

Füllung
- 125 g Frischkäse
- 10 g Senf, grobkörnig
- 5 g Estragon, frisch gehackt
- 1 x Abschmecken (Salz, Pfeffer)
- 50 g Lachs, geräuchert, 5 dünne Tranchen

Zubereitung der Crêpes
- Mehl und Salz in eine Schüssel sieben
- Milch und das aufgeschlagenen Ei in den Mehlkranz geben und alles zu einem feinen Teig schlagen/mixen
- Den Teig eine halbe Stunde ruhen lassen
- Bratpfanne, Teflonpfanne mit wenig Butter auspinseln kleine feine Crêpes backen

Füllung
- Frisckäse, Senf und den gehackten Estragon verrühren, mit Salz und Pfeffer abschmecken
- Die Crêpes einzeln auf eine Klarsichtfolie legen
- Die Masse auf die Crêpes verteilen und mit den Lachstranchen belegen.
- Satt einrollen und die Frischhaltefolie schliessen
- Die Rollen für eine gute Stunde in den Kühlschrank stellen
- Die Rollen mit der Folie gefällig schneiden, anschliessend die Folie wegnehmen

Bestelliste:
    Datum der Bestellung: _____
    Anzahl Personen: _____
    Mittagessen: _____
Abteilung:
    Verantwortlich: _____
    Tel.: _____ intern: _____
    Abendessen: _____

- Namensliste mit den Heimbewohnern, die kochen/essen
- Namensliste mit den Heimbewohnern, die das Essen aus der Küche wollen

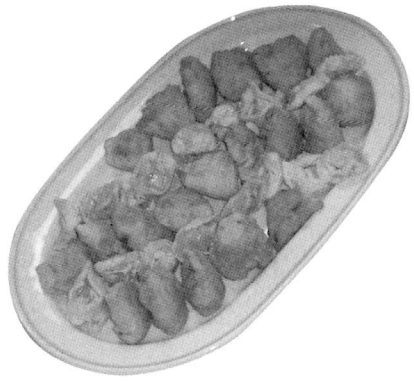

Serviervorschlag zu Fingerfood

Schweizer Käsestäbchen

Zutaten für 10 Stück
- 125 g   Weissmehl
- 90 g   Butter
- 1 s   Eigelb
- 125 g   Greyerzer, fein gerieben
- 1 x   Abschmecken (Salz, Pfeffer)
- 1 st   Ei, gut aufschlagen mit einem Esslöffel Wasser
- 10 g   Parmesan, gerieben

Zubereitung
- Mehl, Butter, Eigelb und geriebenen Greyerzerkäse mit einer Prise Salz, Pfeffer und Cayennepfeffer zu einem glatten Teig kneten
- Den Teig für ein paar Minuten zugedeckt ruhen lassen
- Den Teig auf einer bemehlten Fläche 0,5cm dick ausrollen
- In 1 cm breite und 5cm lange Streifen schneiden
- In Abstand von 2 cm auf ein mit Backpapier ausgelegtes Kuchenblech legen
- Die Käsestangen nun für 20 Minuten im Kühlschrank fest werden lassen.
- Den Backofen auf 180 Grad vorheizen
- Die Käsestangen mit dem Eigelb-Wassergemisch gut bestreichen und mit dem Parmesan bestreuen
- In ca. 15 Minuten goldbraun backen
- Warm servieren

Bestelliste:
Datum der Bestellung: _____
Anzahl Personen: _____
Mittagessen: _____

Abteilung:
Verantwortlich: _____
Tel.: _____   intern: _____
Abendessen: _____

- Namensliste mit den Heimbewohnern, die kochen/essen
- Namensliste mit den Heimbewohnern, die das Essen aus der Küche wollen

Feigen in Rohschinken gehüllt

Zutaten für 20 Stück
    5 st   Feigen, blau, frisch, in Viertel schneiden
    50 g   Rohschinken, ganz dünne Tranchen schneiden
    100 g   Parmesan
    1 x   Abschmecken (schwarzer Pfeffer aus der Pfeffermühle)
    10 g   Parmesan, gerieben

Zubereitung
- Die Feigen vierteln
- Den Rohschinken in Tranchen halbieren
- Vom Parmesan mit den Küchenschälmesser feine Tranchen hobeln und den Rohschinken damit belegen
- Den Rohschinken-Käse um die Feigen wickeln
- mit dem geriebenen Parmesan bestreuen, wenig pfeffern

Bestelliste:
    Datum der Bestellung: _____
    Anzahl Personen: _____
    Mittagessen: _____

Abteilung:
    Verantwortlich: _____
    Tel.: _____   intern: _____
    Abendessen: _____

- Namensliste mit den Heimbewohnern, die kochen/essen
- Namensliste mit den Heimbewohnern, die das Essen aus der Küche wollen

Windbeutel mit Käse-Schinken-Füllung

Zutaten für 5 Personen
- 200 g Brandteig
- 200 g Tommes vaudoises (anderer Käse geht auch)
- 100 g Schinken, gekocht
- 60 g   Joghurt, natur
          Abschmecken (Salz, Pfeffer)
- 30 ml Baumnussöl
- 20 ml Kräuteressig
          Abschmecken (Salz, Pfeffer)

Vorbereitung
- Vom Brandteig 10 Windbeutel spritzen, backen und erkalten lassen
- Käse und Schinken in Würfel von 5 – 6 mm schneiden
- Öl, Essig, Salz und Pfeffer zu einer Sauce verrühren

Zubereitung
- Käse, Schinken, Joghurt, Salz und Pfeffer vermischen
- Windbeutel quer halbieren und mit obiger Masse füllen
- Windbeutel und Deckel im Ofen bei etwa 200 °C etwa 5 – 7 Minuten. wärmen, bis der Käse langsam schmilzt
- Deckel aufsetzen und die Windbeutel auf Teller anrichten

Bestelliste:

    Datum der Bestellung: _____

    Anzahl Personen: _____

    Mittagessen: _____

Abteilung:

    Verantwortlich: _____

    Tel.: _____ intern: _____

    Abendessen: _____

- Namensliste mit den Heimbewohnern, die kochen/essen
- Namensliste mit den Heimbewohnern, die das Essen aus der Küche wollen

Reis-Koriander Samosa

Zutaten für 20 Stück (Füllung)

- 40 g   Arborio Reis
- 20 g   Zwiebeln
- 4 dl. Bouillon
- 2 g   Ingwer, frisch
- 2 x   Korianderblätter
- 20 g   Sultaninen gewaschen
- 50 g   Butter
- 50 g   Erbsen TK

Samosa-Teig, Zutaten für 500 g Teig

- 450 g   Weißmehl
- 10 g   Backpulver
- 100 g   Butter
- 1,25 dl. Joghurt nature
- 1,8 dl. Wasser

Zubereitung Teig

Mehl und Backpulver in eine Schüssel sieben, Salz, flüssige Butter, Wasser und Joghurt und zu einem glatten, elastischen Teig – aber nur kurz – verarbeiten. Bei einem zu langen Bearbeiten wird der Teig enorm zäh: Kurz bearbeiten!

Samosa Füllung

- Die gehackten Zwiebeln in der Butter andünsten, Reis mitdünsten, mit
  Bouillon ablöschen, knapp weich kochen, Erbsen beigeben.
- Korianderblätter fein hacken, Sultaninen waschen und grob hacken und zusammen mit den Erbsen zum Reis geben. Fertig garen.
- Abschmecken mit Salz, Pfeffer und Ingwer. Abkühlen lassen.
- 20 Samosa-Teig-Rondellen herstellen.
- Füllung darauf verteilen.
- Teigränder mit Eigelb bestreichen.
- Den Teig über die Füllung falten und den runden Rand mehrmals einfalten. Kurz ruhen lassen.
- Die Samosas in der Friteuse goldgelb backen.

Zubereitung Samosa
: Immer nur ein kleines Stück Teig bearbeiten, den Rest zugedeckt aufbewahren.
Teig immer sehr dünn auswallen.

Ableitung mit Fisch
: Pochierten Fisch mit Estragon, Blattspinat und Feta
Gebratener Fisch mit gerösteten Mandeln und Lauch

Füllung Fleisch, mit Hackfleisch, Peperocini, Indianerbohnen,
: Mit gekochtem Lammfleisch, Yoghurt und Minze.
Mit Schinkenstreifen, Tomaten und Basilikum

Füllung Gemüse, Tofu, Milchprodukten
: Mit Magerquark, Kräutern und gekochtem Ei
Mit gewürzten, gebratenem Tofu, Sojasauce, Erdnüssen, Gemüsestreifen
Mit Camembert, Quark, und Gemüsewürfeli
Mit Roquefort, Birnenwürfeln und Nüssen

Bestelliste:
: Datum der Bestellung: _____
Anzahl Personen: _____
Mittagessen: _____

Abteilung:
: Verantwortlich: _____
Tel.: _____   intern: _____
Abendessen: _____

- Namensliste mit den Heimbewohnern, die kochen/essen
- Namensliste mit den Heimbewohnern, die das Essen aus der Küche wollen

Grieß-Dukaten im Ei gebraten

Zutaten für 10 Personen

250 g	Hartweizengrieß
1 L	Milch
50 g	Sultaninen gewaschen
40 g	Zucker
1	Zitronen Zeste (Schale)
1	Ei
50 g	Butter zum Braten

Zubereitung
- Milch aufkochen.
- Den Gries unter Rühren einstreuen. Kurz aufkochen und etwa 15 Minuten ziehen lassen.
- In flache, mit kaltem Wasser ausgespülte Bleche (1/1 flach) abfüllen und auskühlen lassen. Das Ganze stürzen und rund ausstechen
- Die Eier aufschlagen, die runden Dukaten darin wenden und in Butter ausbacken.

Ableitungen

Die Grießdukaten gesalzen herstellen mit Käse (Peccorino, Parmesan, Gorgonzola, Greyerzer), statt der Sultaninen.

Bestelliste:

Datum der Bestellung: _____

Anzahl Personen: _____

Mittagessen: _____

Abteilung:

Verantwortlich: _____

Tel.: _____ intern: _____

Abendessen: _____

- Namensliste mit den Heimbewohnern, die kochen/essen
- Namensliste mit den Heimbewohnern, die das Essen aus der Küche wollen

Kartoffel-Crêpes mit Schinkenjulienne

Zutaten für 5 Personen

    300 g Kartoffeln
    90 g   Rohschinken
    1   Ei
    30 g   Weißmehl
    3 EL   Sonnenblumenöl
    30 g   Bratbutter
    1 x   Gewürze

Zubereitung

- Kartoffeln waschen, schälen, sehr fein raffeln
- Schinken in Julienne schneiden
- Mit Ei und Weißmehl vermischen, würzen
- Mit dem Sonnenblumenöl und der Gourmetbutter kleine (fünffrankengroße) Küchlein ausbacken

Bestelliste:

    Datum der Bestellung: _____

    Anzahl Personen: _____

    Mittagessen: _____

Abteilung:

    Verantwortlich: _____

    Tel.: _____ intern: _____

    Abendessen: _____

- Namensliste mit den Heimbewohnern, die kochen/essen
- Namensliste mit den Heimbewohnern, die das Essen aus der Küche wollen

Galetten von Kartoffeln mit Gemüsewürfel

Zutaten für 5 Personen

400 g	Kartoffeln, mehlige Sorte
	Salz
	Petersilie
0,5	Eigelb
30 g	Kartoffelmehl/Fécule (Stärkemehl)
30 g	Gourmetbutter
20 ml	Sonnenblumenöl
10 g	Kochbutter
75 g	Gemüsewürfel fein (Brunoise)

Vorbereitung

- Gemüse (Karotten, Sellerie, Lauch, Zucchetti) in feine Brunoise schneiden oder TK in Butter dünsten
- Kartoffeln im Steamer weich dämpfen und gut trocknen und durch die grobe Scheibe des Passevite treiben.
- Die Masse salzen und mit dem Eigelb und der gehackten Petersilie und dem Gemüse vermischen.
- Zu dickeren Rollen formen und mit Kartoffelmehl gut bestreuen, erkalten lassen.
- Die Rollen in ca. 1 cm dicke Scheiben schneiden und mit einem Kartoffelstempel zeichnen.
- Im Fettstoff beidseitig goldgelb sautieren.

Tipp

Die Kartoffelmasse kann auch mit Schinkenwürfeln, gehackten Eiern, Käsewürfeln oder eingeweichten Buchweizenkörnern angereichert werden.

Bestelliste:

Datum der Bestellung: _____

Anzahl Personen: _____

Mittagessen: _____

Abteilung:
Verantwortlich: _____
Tel.: _____ intern: _____
Abendessen: _____

- Namensliste mit den Heimbewohnern, die kochen/essen
- Namensliste mit den Heimbewohnern, die das Essen aus der Küche wollen

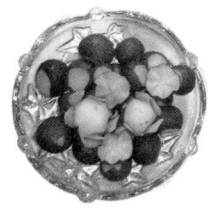

Serviervorschlag zu Fingerfood

Cromesquis à l'italienne

Zutaten für 5 Personen zu

75 g	Pfannkuchenteig
10 ml	Sonnenblumenöl
50 ml	Bechamelsauce
15 g	Tomates concassées
15 g	Vorderschinken
2	Oliven
1 g	Oregano
	Gewürze
1	Ei
100 g	Paniermehl
50 g	Friture Fett
75 ml	Tomatensauce

Zubereitung
- Pfannkuchenteig zu großen Quadraten ausbacken
- Sauce béchamel mit Tomaten, Schinkenwürfeln, Olivenscheiben, Oregano und Gewürzen mischen
- Auf dem Pfannkuchenteig ausstreichen und satt einrollen
- Schräge Stücke schneiden
- Panieren
- In der Friture ausbacken

Bestelliste:
    Datum der Bestellung: _____

    Anzahl Personen: _____

    Mittagessen: _____

Abteilung:
    Verantwortlich: _____

    Tel.: _____ intern: _____

    Abendessen: _____

- Namensliste mit den Heimbewohnern, die kochen/essen
- Namensliste mit den Heimbewohnern, die das Essen aus der Küche wollen

Birchermüsli für Fingerfood

Zutaten für 5 Personen

70 g	Haferflocken
100 g	Milch oder Kondensmilch
20 g	Zitronensaft (1 Essl. = 10 g)
180 g	Joghurt, natur, zugeben, gut verrühren
100 g	Bananen
20 g	Honig
100 ml	Sahne
800 g	Äpfel
0 mg	Zucker,
50 g	Haselnüsse gerieben
15 St.	Blatt Gelatine

Zubereitung

- Die Gelatine in Wasser einweichen
- Haferflocken in der Milch einweichen
- Joghurt, Zucker und Honig darunter mengen.
- Zitronensaft beigeben
- Die Äpfel waschen und mit der Schale fein reiben, sofort mit den Haferflocken vermischen.
- Die geriebenen Haselnüsse darunter geben.
- Die geschlagene Sahne darunter ziehen.
- Je nach Kostform die Masse fein mixen
- Nun die Gelatine abtropfen auf gelinder Hitze flüssig machen, unter das Birchermüsli ziehen.
- Die Masse nun stocken lassen und anschließend in Würfel schneiden

Bestelliste:

    Datum der Bestellung: _____

    Anzahl Personen: _____

    Mittagessen: _____

Abteilung:

    Verantwortlich: _____

    Tel.: _____ intern: _____

    Abendessen: _____

- Namensliste mit den Heimbewohnern, die kochen/essen
- Namensliste mit den Heimbewohnern, die das Essen aus der Küche wollen

Menüplan Fingerfood

Mittagessen

Montag
  Passierte Gemüsecremesuppe
  Paneer-Sticks mit Gorgonzola
  Polenta-Dukaten
  Stangensellerie
  Eis am Stiel

Dienstag
  Karottensuppe
  Fleischkäse-Stäbli im Eimantel
  Kleine gefüllte Kartoffeln
  Lauchrollen
  Erdbeeren

Mittwoch
  Haferflockensuppe
  Kalbfleisch-Burgerli
  Pommes frites
  Cherry-Tomate mit Käse gefüllt
  Feigen mit Riccotacreme

Donnerstag
  Emmentaler Kartoffelsuppe
  Indische Fleischbällchen
  Gebackene Reis-Stifte
  Fenchelblätter
  Aprikosen

Freitag
  Linsensuppe
  Hausgemachte Fischsticks
  Kleine Neue Kartoffeln
  Mini-Mangold-Rouladen
  Eclair mit Rum-Rahm

Samstag
  Einlaufsuppe mit Schnittlauch
  Lamm-Epigramme
  Gebratene Reis-Taler
  Gefüllte Champignons
  Pochierte Apfelstückli

Sonntag
  Spargelsuppe
  Mini-Cordon-bleu von Geflügel
  Kleine Reibekuchen von Kartoffeln
  Gemüsestäbchen,
  Melonen-Bällchen

Nachtessen

Nudel-Croquetten mit
Remouladensauce
Kaminfeuertee

Apfelstrudel – Pic-Sonnweid-Art
Milchkaffee

Cervelatwurst mit Senf
Parisettli
Schwarztee

Kleine Quark-Chüchli mit
Weinbeeren
Milchkaffee

Mini-Blätterteig-Halbmonde mit
einer Spinat-Feta-Füllung
Schwarztee

Gurkenbecher mit Hüttenkäse
gefüllt, Auberginenrollen
Hausbrot
Milchkaffee

Gefülltes Ei, Käsestangerl, Züpfli
Milchkaffee

Kurzportrait des Autors

Adresse:	**Markus Biedermann** Eidg. Dipl. Küchenchef und Diplom Gerontologe Gummenweg 3 4539 Rumisberg Tel. 032 636 32 23
Heimatort:	Muri bei Bern
Geburtsdatum:	11. 04. 1954
Zivilstand:	Verheiratet, Vater von 3 Töchtern
Ausbildung:	Kochlehre im Casino in Bern Lehr- und Wanderjahre als Koch in diversen Häusern in der Schweiz, unter anderen im Bellevue Palace in Bern, Restaurant „Du Theatre" bei Ernesto Schlegel, im Restaurant Moospinte, bei „Chrüter Oski" in Münchenbuchsee, Geschäftsführer Assistent in einer Hotelkette in Grindelwald.
Erfahrungen:	Seit 1979 als Küchenchef in verschiedenen Altersheimen, unter anderem im Altersheim Weiermatt in Münchenbuchsee bei Schmids (hier entstanden die Grundlagen für das Konzept „Esskultur im Heim"). Heimleiter in Zürich, Altersheim Sieberstrasse Leiter der Verpflegung im Oberaargauischen Pflegeheim Wiedlisbach. (Grossküche pro Tag bis zu 850 Mahlzeiten) Projektleitung für die Stiftung Deutsche Wohlfahrt: „Esskultur für Menschen mit Demenz – mehr Lebensqualität im Alter" in AKH in Essen-Steele. In Vorbereitung mit dem Projekt: Palliative Care und Ernährung in Osnabrück. Mitarbeit in der Bundeskonferenz für Ernährung – Standards in Deutschland
Weiterbildung:	Wirtefachschule 76 Handels- und Verkehrsschule im Bern 78 Richtung Hotelfach Gerontologischer Grundkurs IAP Zürich 82 Fortbildung und Prüfung zum Eidg. dipl. Küchenchef 85 – 87 Diätkochlehre 89 Erwachsenenbildner-Kurs 90 Heimleiterausbildung Stufe II IAP Zürich 92 SIZ-Zertifikat (Schweizerisches Informatik Zertifikat für PC-Anwender 98/99 Schule für angewandte Gerontologie 1999 – 2002 Praktischer Einsatz in der Sonnwaid, Wetzikon auf der Pflegestation Oase.
Forum 99	1992 Gründung des Forum 99 – Ihr Partner für Esskultur im Alter (Seit 1999 Einzelfirma im Handelsregister eingetragen?)
Seminarleiter	Freier Mitarbeiter Curaviva zum Thema Esskultur im Heim, Kreatives Kochen, Menüplanung, Küchenstandards u.ä. Konzeptioneller Entwickler der Heimkoch – Zusatzausbildung und Kursleiter dieser Zusatzausbildung in der Schweiz / Österreich, Deutschland und Südtirol. (Das Konzept „Zusatzausbildung zum Heimkoch) erhielt 2000 und 2002 einen Innovationspreis in Deutschland)

Beratungen:	Konzeptionelle und Personelle Beratungen im Verpflegungsbereich in verschieden sozialen Institutionen in der Schweiz und Deutschland:
	Unter anderem bei der Fusion der 26 städtischen Altenheimküchen der Stadt Zürich. Praktische und konzeptionelle Begleitung des Konzept Esskultur in Essen-Steele in einer gerontopsychiatrischen Einrichtung.
	Beratungen bei Küchenplanungen in sozialen Institutionen
	Mitarbeit bei der europäischen Alzheimer-Vereinigung
	Mitarbeit bei der Experten-Kommission bei der Bundeskonferenz für Qualitätssicherung für Ernährungsstandards für alte Menschen.
Coaching:	Begleitung und Coaching von Küchenchefs in sozialen Einrichtungen nach einer Beratung.
Veranstaltungen:	1.Heimkochtagung in Deutschland 2003 in Stollberg
	1. Heimkochtagung in der Schweiz 2003 in Aarau
Publikationen:	„Esskultur im Heim" (A. Hoffmann, M. Biedermann)
	„Essen als basale Stimulation
	Fachbeiträge zur Esskultur im Heim in diversen Fachzeitschriften
	In Vorbereitung:
	Der Heimkoch – Methoden und Grundlagen zu einer bewohnerorientierten Esskultur im Heim
	Rezepte aus der Heimküche – eine Sammlung von Rezepten aus verschiedenen Heimen in Deutschland
Öffentliche Tätigkeiten:	1980 – 1986 Im Vorstand der Union Helvetia Sektion Bern
	1983 – 1989 Im Grossen Gemeinderat in Münchenbuchsee, davon 6 Jahre in der GPK
Hobbys:	Skifahren, Schwimmen, Wandern, Garten, Bauen, Architektur und Kochen, meine „3 Mädels", Musik: Jazz und Klassik